Oclusão Dentária
Princípios e Prática Clínica

A Odontologia é uma área do conhecimento em constante evolução, tanto no que diz respeito a tratamento da saúde e estética bucal por meio ou apoio de equipamento/material ou por via medicamentosa, como também a alteração de normas técnicas e regras do órgão de classe, como códigos de ética, aplicáveis à matéria. Alterações em tratamentos medicamentosos ou decorrentes de procedimentos tornam-se necessárias e adequadas. Assim, os leitores são aconselhados a conferir as informações fornecidas pelo fabricante de cada medicamento a ser administrado, verificando as condições clínicas e de saúde do paciente, dose recomendada, o modo e a duração da administração, bem como as contraindicações e os efeitos adversos. Da mesma forma, são aconselhados a verificar também as informações fornecidas sobre a utilização de equipamentos e/ou materiais nos respectivos manuais e instruções do fabricante. É responsabilidade do profissional da área, com base na sua experiência e na avaliação do paciente e de suas condições de saúde e de eventuais comorbidades, determinar as dosagens e o melhor tratamento aplicável a cada situação.

As linhas de pesquisa ou de argumentação dos autores desta obra, assim como suas opiniões, não são necessariamente as da Editora. Esta obra serve apenas de apoio complementar a estudantes e à prática da Odontologia, mas não substitui a avaliação clínica e de saúde de pacientes, sendo do leitor – estudante ou profissional da saúde – a responsabilidade pelo uso da obra como instrumento complementar à sua experiência e ao seu conhecimento próprio e individual.

A Editora emprega todos os esforços para garantir a proteção dos direitos de autor envolvidos na obra, inclusive quanto às obras de terceiros e imagens e ilustrações aqui reproduzidas. Caso algum autor se sinta prejudicado, favor entrar em contato com a Editora.

Finalmente, cabe orientar o leitor que a citação de passagens desta obra com o objetivo de debate ou exemplificação ou ainda a reprodução de pequenos trechos desta obra para uso privado, sem intuito comercial e desde que não prejudique a normal exploração da obra, são permitidas pela Lei de Direitos Autorais, art. 46, incisos II e III. A mesma Lei de Direitos Autorais, no art. 29, incisos I, VI e VII, proíbe a reprodução parcial ou integral desta obra, sem prévia autorização, para uso coletivo, bem como o compartilhamento indiscriminado de cópias não autorizadas, inclusive em grupos de grande audiência em redes sociais e aplicativos de mensagens instantâneas. Essa prática prejudica a normal exploração da obra pelo seu autor, ameaçando a edição técnica e universitária de livros científicos e didáticos e a produção de novas obras de qualquer autor.

Editora Manole

Oclusão Dentária

Princípios e Prática Clínica

Leonardo Marchini
Jarbas Francisco Fernandes dos Santos
Mateus Bertolini Fernandes dos Santos

2ª edição

Copyright © Editora Manole Ltda., 2021, por meio de contrato com os autores.

Produção editorial: Kátia Alves
Projeto gráfico: Departamento Editorial da Editora Manole
Diagramação: Estúdio Castellani
Ilustrações: Estúdio Castellani
Capa: Ricardo Yoshiaki Nitta Rodrigues
Imagens da capa: Dr. Mateus Bertolini Fernandes dos Santos

CIP-BRASIL. CATALOGAÇÃO NA PUBLICAÇÃO
SINDICATO NACIONAL DOS EDITORES DE LIVROS, RJ

M265o
2. ed.

Marchini, Leonardo
　　Oclusão dentária : princípios e prática clínica / Leonardo Marchini, Jarbas Francisco Fernandes dos Santos, Mateus Bertolini Fernandes dos Santos. – 2. ed. – Santana de Parnaíba [SP] : Manole, 2021
　　　il.

　　Inclui bibliografia e índice
　　ISBN 9786555761269

　　1. Oclusão (Odontologia). 2. Odontologia – Prática. I. Santos, Jarbas Francisco Fernandes dos. II. Santos, Mateus Bertolini Fernandes dos. III. Título.

21-68788　　　　　　　　　　CDD: 617.643
　　　　　　　　　　　　　　　CDU: 616.314.2

Camila Donis Hartmann – Bibliotecária – CRB-7/6472

Todos os direitos reservados.
Nenhuma parte deste livro poderá ser reproduzida,
por qualquer processo, sem a permissão expressa dos editores.
É proibida a reprodução por xerox.

A Editora Manole é filiada à ABDR – Associação Brasileira
de Direitos Reprográficos

2ª edição – 2021

Editora Manole Ltda.
Alameda América, 876 – Tamboré
Santana de Parnaíba
06543-315 – SP – Brasil
Tel. (11) 4196-6000
www.manole.com.br | https://atendimento.manole.com.br/

Impresso no Brasil
Printed in Brazil

Sobre os autores

Leonardo Marchini
Cirurgião-dentista e Mestre em Odontologia pela Faculdade de Odontologia de São José dos Campos da Universidade Estadual Paulista Júlio de Mesquita Filho (FOSJC-Unesp). Doutor em Ciências pelo Instituto de Ciências Biomédicas da Universidade de São Paulo (ICB-USP).
Associate Professor, Department of Preventive and Community Dentistry, The University of Iowa College of Dentistry and Dental Clinics.

Jarbas Francisco Fernandes dos Santos
Cirurgião-dentista pela Faculdade de Odontologia de São José dos Campos da Universidade Estadual Paulista Júlio de Mesquita Filho (FOSJC-Unesp).
Mestre e Doutor em Odontologia pela Universidade de Taubaté (Unitau).
Professor-assistente Doutor da Disciplina de Prótese Total e Oclusão da Universidade de Taubaté (Unitau).
Professor Responsável pela disciplina de Clínica Integrada da Universidade do Vale do Paraíba (Univap).

Mateus Bertolini Fernandes dos Santos
Cirurgião-dentista pela Faculdade de Odontologia de São José dos Campos da Universidade Estadual Paulista Júlio de Mesquita Filho (FOSJC-Unesp).
Mestre e Doutor em Clínica Odontológica – Prótese Dentária pela Faculdade de Odontologia de Piracicaba da Universidade de Campinas (FOP-Unicamp).
Professor Adjunto da Universidade Federal de Pelotas (UFPel).

Sobre os colaboradores

Adriana Mathias Pereira da Silva Marchini
Cirurgiã-dentista, Mestre e Doutora em Biopatologia Bucal pela Faculdade de Odontologia de São José dos Campos da Universidade Estadual Paulista Júlio de Mesquita Filho (FOSJC-Unesp).
Adjunct Clinical Assistant Professor, Department of Preventive and Community Dentistry, The University of Iowa College of Dentistry.

Albano Porto da Cunha Júnior
Cirurgião-dentista pela Faculdade de Odontologia da Universidade de Taubaté (Unitau).
Mestre em Bioengenharia pelo Instituto de Pesquisa e Desenvolvimento IP&D pela Universidade do Vale do Paraíba (Univap).
Doutor em Odontologia pelo Programa de Pós-graduação da Universidade de Taubaté (Unitau).
Professor de Oclusão, Desordens Temporomandibulares e Odontogeriatria da Universidade do Vale do Paraíba (Univap).

Aloísio Oro Spazzin
Cirurgião-dentista pela Faculdade de Odontologia da Universidade de Passo Fundo (UPF).
Mestre em Clínica Odontológica – Prótese Dentária pela Faculdade de Odontologia de Piracicaba da Universidade de Campinas (FOP-Unicamp).
Doutor em Materiais Dentários pela Faculdade de Odontologia de Piracicaba da Universidade de Campinas (FOP-Unicamp).
Professor da IMED – Passo Fundo.

Ana Paula Pinto Martins
Cirurgiã-dentista pela Faculdade de Odontologia da Universidade Federal de Pelotas (UFPel).
Mestre em Odontologia, com ênfase em Prótese Dentária – Programa de Pós-graduação em Odontologia da Universidade Federal de Pelotas (PPGO-UFPel).
Doutoranda em Odontologia, com ênfase em Prótese Dentária – Programa de Pós-graduação em Odontologia da Universidade Federal de Pelotas (PPGO-UFPel).

Ataís Bacchi
Cirurgião-dentista pela Faculdade de Odontologia da Universidade de Passo Fundo (UPF).
Mestre e Doutor em Clínica Odontológica – Prótese Dentária pela Faculdade de Odontologia de Piracicaba da Universidade de Campinas (FOP-Unicamp).
Professor da IMED – Passo Fundo.

Célia Marisa Rizatti-Barbosa
Cirurgiã-dentista pela Faculdade de Odontologia de São José dos Campos da Universidade Estadual Paulista Júlio de Mesquita Filho (FOSJC-Unesp).
Mestre em Odontologia pela Faculdade de Odontologia de Piracicaba da Universidade de Campinas (FOP-Unicamp).
Doutora em Odontologia (Reabilitação Oral) pela Faculdade de Odontologia de Ribeirão Preto da Universidade de São Paulo (FORP-USP).

Pós-doutorado em Disfunções Temporomandibulares pela University of Rochester – Eastman Dental Center, NY, EUA.
Professora Titular da Faculdade de Odontologia de Piracicaba da Universidade de Campinas (FOP-Unicamp).

Fernando Eidi Takahashi
Cirurgião-dentista pela Faculdade de Odontologia de São José dos Campos da Universidade Estadual Paulista Júlio de Mesquita Filho (FOSJC-Unesp).
Mestre e Doutor em Odontologia pela Faculdade de Odontologia de São José dos Campos da Universidade Estadual Paulista Júlio de Mesquita Filho (FOSJC-Unesp).
Professor aposentado de Prótese Parcial Fixa e Oclusão da Faculdade de Odontologia de São José dos Campos da Universidade Estadual Paulista Júlio de Mesquita Filho (FOSJC-Unesp).

Indyara Cerutti
Cirurgiã-dentista pela Faculdade de Odontologia da Universidade Federal de Pelotas (UFPel).
Mestranda em Odontologia, com ênfase em Prótese Dentária – Programa de Pós-graduação em Odontologia da Universidade Federal de Pelotas (PPGO-UFPel).

José Ricardo de Albergaria Barbosa
Mestre e Doutor em Cirurgia e Traumatologia Buco-maxilo-facial pela Universidade Estadual Paulista Júlio de Mesquita Filho (Unesp).
Professor Titular da Área de Cirurgia e Traumatologia Buco-maxilo-facial da Faculdade de Odontologia de Piracicaba da Universidade de Campinas (FOP-Unicamp).

Mariana Sarmet Smiderle Mendes
Cirurgiã-dentista pela Universidade de Taubaté (Unitau).

Especialista em Saúde Coletiva pelo Hospital das Clínicas da Faculdade de Medicina da Universidade de São Paulo (HC-FMUSP).
Especializanda em Ortodontia pela Associação Brasileira de Odontologia, Pouso Alegre, Minas Gerais (ABOPA).

Mateus de Azevedo Kinalski
Cirurgião-dentista pela Faculdade de Odontologia da Universidade Federal de Pelotas (UFPel).
Mestre em Odontologia com ênfase em Prótese Dentária – Programa de Pós-graduação em Odontologia da Universidade Federal de Pelotas (PPGO-UFPel).
Doutorando em Odontologia com ênfase em Prótese Dentária – Programa de Pós-graduação em Odontologia da Universidade Federal de Pelotas (PPGO-UFPel).

Rafael Leonardo Xediek Consani
Cirurgião-dentista pela Universidade São Francisco (USF).
Mestre e Doutor em Clínica Odontológica – Prótese Dentária pela Faculdade de Odontologia de Piracicaba da Universidade de Campinas (FOP-Unicamp).
Livre-docente e Professor Adjunto da Faculdade de Odontologia de Piracicaba da Universidade de Campinas (FOP-Unicamp).

Vicente de Paula Prisco da Cunha
Cirurgião-dentista pela Faculdade de Odontologia de São José dos Campos da Universidade Estadual Paulista Júlio de Mesquita Filho (FOSJC-Unesp).
Mestre e Doutor em Odontologia Restauradora – Programa de Pós-graduação em Odontologia da Universidade de Taubaté (PPGO-Unitau).
Professor da Universidade do Vale do Paraíba (Univap) e da Universidade de Taubaté (Unitau).

Sumário

1 Introdução ao estudo da oclusão 1
Leonardo Marchini | Jarbas Francisco Fernandes dos Santos
Introdução 1
A importância da oclusão para as disciplinas clínicas 1
Controvérsias em oclusão 12
Agradecimento 15

2 Morfologia do sistema mastigatório 17
Jarbas Francisco Fernandes dos Santos | Albano Porto da Cunha Júnior | Leonardo Marchini
Introdução 17
Componentes ósseos do sistema mastigatório 17
    Osso temporal 18
    Osso maxilar 21
    Mandíbula 21
    Hioide 23
As articulações temporomandibulares 23
Músculos do sistema mastigatório 25
    Músculos da mastigação 25
    Músculos abaixadores da mandíbula 28
Inervação do sistema mastigatório 29
Dentes e periodonto 29
Agradecimento 30

3 Fisiologia do sistema mastigatório 31
Leonardo Marchini | Adriana Mathias Pereira da Silva Marchini | José Ricardo de Albergaria Barbosa
Introdução 31
Sistema somestésico 31
    Propriocepção 32
    Dor 40
Agradecimento 46

4 Movimentos mandibulares ... 49
Leonardo Marchini | Fernando Eidi Takahashi | Mateus Bertolini Fernandes dos Santos

Introdução ... 49
Movimentos em posição central (movimentos cêntricos) ... 49
Movimentos em posições não centrais (movimentos excêntricos ou excursivos) ... 49
    Movimentos de lateralidade ... 52
    Movimento de protrusão ... 54
    Movimento de abertura máxima ... 56
Esquemas oclusais ... 57
Decomposição dos movimentos mandibulares nos três planos do espaço ... 60

5 Relação maxilomandibular ... 65
Jarbas Francisco Fernandes dos Santos | Mateus de Azevedo Kinalski | Mateus Bertolini Fernandes dos Santos | Rafael Leonardo Xediek Consani

Introdução ... 65
Relação central e oclusão central ... 65
Dimensão vertical de repouso, dimensão vertical de oclusão e espaço funcional livre ... 66
Alguns conceitos clínicos de interesse que derivam dos enunciados ... 71

6 Determinantes da oclusão ... 73
Aloísio Oro Spazzin | Jarbas Francisco Fernandes dos Santos | Mateus de Azevedo Kinalski | Mateus Bertolini Fernandes dos Santos

Introdução ... 73
Determinantes fixos e variáveis da oclusão ... 74
Correlação entre os determinantes fixos e variáveis da oclusão ... 76
Considerações finais ... 78

7 Articuladores ... 81
Ataís Bacchi | Mateus de Azevedo Kinalski | Jarbas Francisco Fernandes dos Santos | Mateus Bertolini Fernandes dos Santos | Rafael Leonardo Xediek Consani

Conceito ... 81
Histórico ... 81
Classificação dos articuladores ... 82
Componentes dos articuladores semiajustáveis ... 83
Articulador e arco facial: usar ou não usar? ... 86

8 Bruxismo ... 89
Leonardo Marchini | Adriana Mathias Pereira da Silva Marchini | Mateus Bertolini Fernandes dos Santos

Introdução ... 89

Bruxismo do sono 89
    Etiologia do bruxismo do sono 89
    Diagnóstico e características clínicas do bruxismo do sono 90
    Gerenciamento do bruxismo do sono 93
Bruxismo em vigília 103
    Etiologia do bruxismo em vigília 103
    Diagnóstico e características clínicas do bruxismo em vigília 103
    Gerenciamento do bruxismo em vigília 104

9 Etiologia das disfunções temporomandibulares 107
Mariana Sarmet Smiderle Mendes | Leonardo Marchini | Célia Marisa Rizzatti-Barbosa

Introdução 107
Como as disfunções temporomandibulares se apresentam 107
Alterações mais comuns 108
    Alterações musculares 108
    Alterações articulares 111
    Correlações entre alterações musculares e articulares 113

10 Exames do paciente com vistas à oclusão 119
Mariana Sarmet Smiderle Mendes | Leonardo Marchini | Célia Marisa Rizzatti-Barbosa

Introdução 119
Exames do paciente 121
    Anamnese 121
    Exame físico 122

11 Tratamento das disfunções temporomandibulares 159
Leonardo Marchini | Vicente de Paula Prisco da Cunha

Introdução 159
Tratamentos para as alterações musculares 159
    Meios terapêuticos de controle da inflamação muscular em quadros agudos .. 160
    Placas oclusais (placas estabilizadoras) 161
    Outras formas de gerenciamento da disfunção temporomandibular 163

12 Fluxo digital na análise oclusal e confecção de placas oclusais 177
Indyara Cerutti | Ana Paula Pinto Martins | Mateus Bertolini Fernandes dos Santos

Introdução 177
Escaneamento intraoral 177
Registro maxilomandibular pelo fluxo digital 178
Articulador virtual e análise oclusal 179
Planejamento virtual de placas oclusais 181
Impressão 3D de placas oclusais 189

Bibliografia 197

Índice remissivo 205

Dedicatória

Os autores reconhecem, de modo afetuoso, a importância de todos aqueles que participaram ativamente da nossa formação pessoal e profissional, a quem dedicamos esta obra.

E às nossas famílias, aos nossos mestres, aos nossos colegas, aos nossos alunos e aos nossos pacientes.

Apresentação

A 2ª edição do livro *Oclusão dentária: princípios e prática clínica* traz uma revisão completa e a ampliação de diversos capítulos, com o intuito de proporcionar ao estudante de Odontologia, bem como ao cirurgião-dentista, uma ferramenta útil e atual para maior compreensão da Oclusão e suas implicações na clínica odontológica diária.

Essa disciplina tem sido responsável por grandes discussões e controvérsias entre clínicos e pesquisadores, no aspecto tanto teórico como prático, fazendo com que boa parte dos estudantes e dos profissionais a perceba como muito complexa, e de difícil entendimento. Tal fato faz com que os principais interessados (estudantes e cirurgiões-dentistas) se afastem e percam o interesse pela disciplina, que tem importante repercussão clínica em todas as especialidades odontológicas.

Para mitigar esse efeito indesejável, esta obra procura trazer os conceitos mais atuais da Oclusão de maneira simples, clara e objetiva, privilegiando sempre o foco na aplicabilidade clínica, com figuras e fotos ilustrativas, que permitem o completo entendimento e imediata aplicação da teoria na prática clínica.

Boa leitura!

Prefácio à 2ª edição

Ser convidado a prefaciar um trabalho desta magnitude é receber uma honra dos autores que, implicitamente, consideram-me suficientemente conhecedor do assunto para poder avaliar, eventualmente criticar, e, principalmente, certificar a seriedade do trabalho. Fico extremamente feliz por, ao fim de uma vida dedicada ao ensino, ainda sentir os ecos dessa atuação.

Quando se fala em "oclusão", todos à nossa volta são unânimes em afirmar sua importância. É geral a opinião de que sua aplicação é fundamental no dia a dia da prática odontológica, seja na dentística restauradora, seja na cirurgia ortognática, seja na ortodontia ou prótese de maneira geral.

Fica claro que os conceitos que regem o relacionamento dental, em estática e em dinâmica, são a "pedra de toque" de toda a Odontologia. Não se pode sequer pensar em uma Odontologia que se restrinja a fotografias de bocas sorridentes; isso é muito fácil. Temos de pensar em uma "Odontologia de vídeos", mostrando o sistema em ação hoje, amanhã e anos depois. Esta é nossa finalidade: não o resultado imediato, mas sim o resultado a longo prazo, quando o sistema estomatognático foi recuperado e está apto em sua plenitude.

Esse resultado só será possível se entendermos, compreendermos e absorvermos os conceitos da oclusão de tal maneira que sua aplicação seja tão natural quanto qualquer outra atividade clínica.

O homem, em sua procura pela verdade, sempre questiona (e deve sempre questionar) as "verdades" implícitas na sua realidade. Na Odontologia, e especificamente no que se refere ao estudo da oclusão, essas "verdades" são alvo de constante escrutínio, quando se comparam resultados obtidos com resultados esperados. Dessa constante procura, surgem teorias que se incorporam em "escolas de oclusão" que, dependendo de seus criadores, podem se tornar verdadeiros dogmas divinos.

Há um perigo inerente a esse tipo de dogma. É a atitude de aceitação integral e exclusiva de uma atitude de trabalho, sem levar em consideração outras possibilidades e ações.

Na Odontologia, e especificamente no que refere ao estudo e à aplicação de conceitos, vimos uma simples palavra mudar de significado e mudar o significado de filosofias inteiras. Estou falando da "relação central". Quantas laudas foram escritas e quantas horas de palestras foram gastas na discussão a respeito de uma simples e despretensiosa sigla: RC!

É compreensível que o dentista, ávido pelo sucesso e recém-egresso dos bancos escolares, sinta que aquilo que não compreende também não o afeta. É o grande desafio da Odontologia, que deixa de ser uma arte para se tornar um ofício. A arte, da aplicação de princípios científicos, na arte de curar!

O grande e inequívoco valor deste trabalho que tenho a honra de prefaciar é, exatamente, preencher essa lacuna.

Quando alguém se empenha em auxiliar, ensinando, esclarecendo, tornando fácil e claro o caminho, temos a essência da verdade.

Poderão ocorrer mudanças? É claro! A vida é dinâmica.

A Odontologia digital chegou prometendo "mundos e fundos"; no entanto, quem conhece um pouco de informática sabe que um programa segue um algoritmo e não faz nada que não esteja previsto nesse algoritmo. Seu conhecimento básico e seu domínio das variáveis envolvidas são fundamentais para "alimentar" o programa e, aí sim, obter o máximo de auxílio que o mundo digital pode oferecer.

Finalizando essas considerações, gostaria de repetir aqui dois parágrafos que coloquei no prefácio à edição anterior.

Este livro tem a intenção de ser um FACILITADOR para o interessado nos meandros dos conceitos, teorias e postulados que surgiram na esteira da curiosidade pelo conhecimento.

Leia com emoção, não deixe de descobrir como é bonito e apaixonante o simples ato de mastigar e, aí, você vai se encantar com a maravilhosa e harmônica arquitetura do Sistema Mastigatório.

Prof. Dr. Henrique Cerveira Netto
Professor Titular de Prótese Dentária da Universidade Metropolitana de Santos.
Ex-professor (aposentado) da Universidade Estadual Paulista Júlio de Mesquita Filho.

Agradecimentos

Agradecemos, de modo carinhoso, a todos os nossos colaboradores, sem os quais esta edição revista e ampliada não seria possível.

Agradecemos também, de maneira carinhosa, à Editora Manole, que apostou em nosso trabalho, na pessoa da Sra. Karina Fernandes Balhes, amiga querida de longa data.

Muito obrigado!

Introdução ao estudo da oclusão 1

Leonardo Marchini | Jarbas Francisco Fernandes dos Santos

INTRODUÇÃO

O cirurgião-dentista deve ter sólida formação ética, cultural, científica e técnica para o bom exercício de sua profissão. Notadamente, deve ser um profissional humanizado, voltado para a promoção da saúde oral no contexto do aprimoramento constante das relações humanas. Dentre os conhecimentos técnico-científicos necessários para promover plena saúde oral à população a que se dedica, o cirurgião-dentista deve dominar plenamente o funcionamento do sistema mastigatório, uma vez que atuará principalmente sobre esse importante e especializado sistema corpóreo.

Após conhecer os conceitos de morfologia e fisiologia dos elementos que constituem o sistema mastigatório, durante o ciclo de disciplinas básicas do curso de graduação em Odontologia, os acadêmicos se deparam, entre as demais disciplinas pré-clínicas, com a Oclusão. Oclusão é a disciplina que estuda o relacionamento dos dentes superiores com os inferiores, mediante o fechamento (ou seja, a oclusão) e demais movimentos mandibulares. A Oclusão estuda ainda a inter-relação entre os contatos dentários, os demais componentes do sistema mastigatório (músculos, articulações temporomandibulares, glândulas salivares, periodonto, ossos etc.) e o controle exercido pelo sistema nervoso central (SNC). Desse modo, na disciplina Oclusão os conceitos emitidos anteriormente pelas disciplinas básicas devem integrar-se para permitir que o aluno entenda o funcionamento do sistema mastigatório e, partindo dessa premissa, perceba que não entendemos a Oclusão como uma especialidade odontológica e sim como uma atividade inerente ao clínico geral no exercício da profissão.

Portanto, a Oclusão é de notável importância para a compreensão do funcionamento do sistema mastigatório e, consequentemente, para a prática clínica da Odontologia, com ampla repercussão em todas as disciplinas clínicas.

A IMPORTÂNCIA DA OCLUSÃO PARA AS DISCIPLINAS CLÍNICAS

Partindo do pressuposto apresentado no parágrafo anterior, vamos entender a importância do conhecimento da Oclusão e as repercussões do desequilíbrio oclusal nas diversas áreas de atuação na Odontologia.

Nas restaurações diretas (Dentística Restauradora), é necessário avaliar os contatos oclusais para a obtenção de trabalhos que tragam conforto, estética e sejam duráveis. É frequente na clínica perceber que o fracasso de uma restauração é causado não por erros da técnica restauradora em si, mas pela inobservância de aspectos oclusais (**Figuras 1 a 7**). Lesões cervicais não cariosas (**Figura 8**) têm tido sua etiologia relacionada com a sobrecarga oclusal (principalmente ocasionada pelo bruxismo), e a longevidade das restaurações realizadas sobre

2 Oclusão dentária: princípios e prática clínica

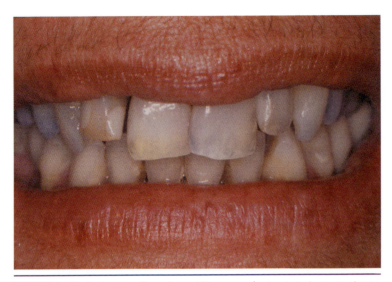

FIGURA 1 Paciente com alterações estéticas nos dentes anteriores, queixava-se principalmente da vestibularização do lateral direito, que causava um diastema com o central, fechado diversas vezes utilizando a restauração classe III na mesial, sem sucesso.

Fonte: Acervo dos autores.

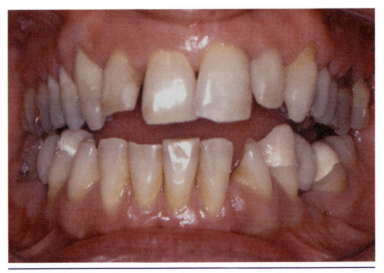

FIGURA 2 A manipulação da paciente a uma posição mandibular de maior conforto, com ligeira retrusão em relação à máxima intercuspidação habitual, promovia um contato dentário único na região posterior esquerda e ausência de contato anterior.

Fonte: Acervo dos autores.

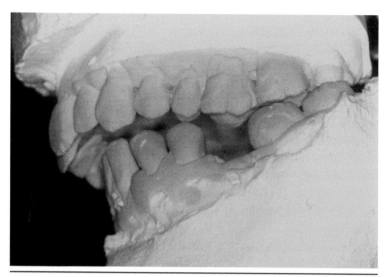

FIGURA 3 Nos modelos de estudo, montados em articulador na posição descrita na Figura 2, o contato posterior único se tornava mais evidente. Para evitar o contato, a mandíbula girava para anterior e para a direita, levando o canino inferior direito a contactar o lateral superior, na máxima intercuspidação habitual, provocando sua vestibularização.

Fonte: Acervo dos autores.

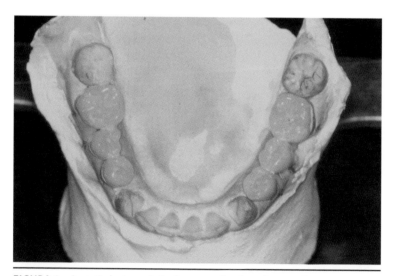

FIGURA 4 A partir desta posição, foram confeccionadas as próteses para os espaços edêntulos, de modo a estabelecer contatos simultâneos e bilaterais em máxima intercuspidação.

Fonte: Acervo dos autores.

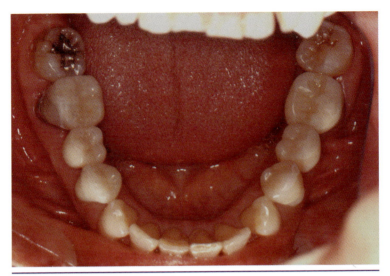

FIGURA 5 As próteses descritas na Figura 4, em posição na boca.
Fonte: Acervo dos autores.

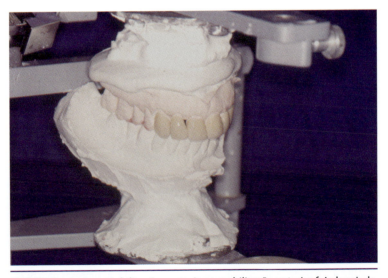

FIGURA 6 Após a estabilização posterior, a reabilitação anterior foi planejada, utilizando facetas para os dentes anteriores.
Fonte: Acervo dos autores.

Capítulo 1   Introdução ao estudo da oclusão 5

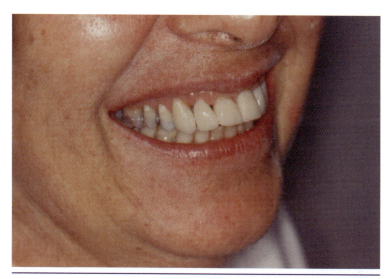

FIGURA 7 Facetas instaladas, após 2 anos de utilização, sem alteração da posição dos dentes.
Fonte: Acervo dos autores.

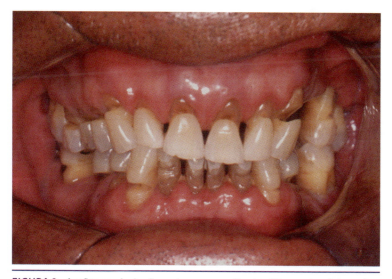

FIGURA 8 Lesões cervicais não cariosas generalizadas. Observe também o desgaste acentuado das incisais dos dentes anteriores, notadamente dos caninos.
Fonte: Acervo dos autores.

essas lesões depende da compreensão de sua etiologia, normalmente implicando ajustes oclusais executados de forma direta sobre os dentes remanescentes, bem como no uso de placas de relaxamento para melhor distribuição dos esforços oclusais.

Durante os procedimentos da Ortodontia, o que se busca é um esquema oclusal mais adequado ao bom funcionamento do sistema mastigatório, bem como a obtenção de maior harmonia facial. Muitos posicionamentos dentários inadequados são devidos a problemas oclusais, principalmente em dentes anteriores, pela sobrecarga oclusal da ausência dos dentes posteriores **(Figuras 9 a 11)**. Nesses casos, além do reposicionamento ortodôntico, é necessária a reposição dos dentes posteriores (prótese), para que não haja recidiva do problema. A posição inadequada dos dentes quando do fechamento mandibular também pode impedir a movimentação ortodôntica **(Figuras 12 a 15)**.

Na Periodontia, cargas oclusais excessivas desferidas sobre dentes com problemas periodontais podem agravar os quadros de mobilidade, alterando o prognóstico do tratamento periodontal. Esse problema é frequentemente observado em casos nos quais houve perda dos dentes posteriores e consequente sobrecarga oclusal nos dentes anteriores.

Na área da Cirurgia, queixas frequentes de ulceração e lesão em mucosa também podem ter origem em traumas causados por dentes em má oclusão **(Figura 16)**. Cirurgiões muitas vezes também são chamados a intervir em condições nas quais ocorre fratura de côndilo **(Figuras 17 e 18)** e, para que se tenha êxito, é necessário conhecer a movimentação condilar e suas implicações no movimento mandibular.

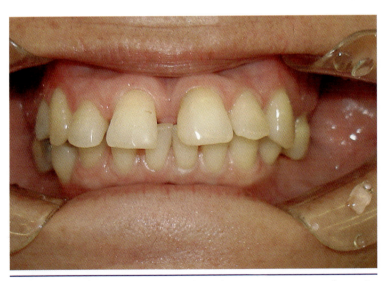

FIGURA 9 Dentes anteriores vestibularizados, com consequente formação de diastemas decorrentes da perda de suporte posterior (diminuição da dimensão vertical de oclusão), causada pela ausência dos dentes posteriores, em vista anterior.

Fonte: Acervo dos autores.

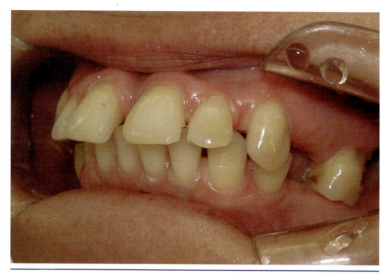

FIGURA 10 O mesmo paciente da Figura 9, em vista lateral esquerda.
Fonte: Acervo dos autores.

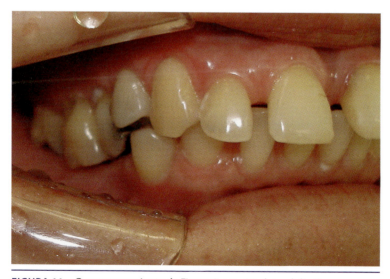

FIGURA 11 O mesmo paciente da Figura 9, em vista lateral direita.
Fonte: Acervo dos autores.

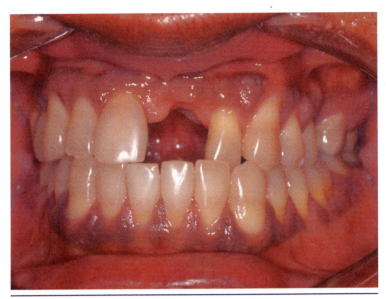

FIGURA 12 Observe a lingualização do lateral superior esquerdo, que ficou em posição de mordida cruzada em relação ao seu antagonista. Nesta posição, com os dentes cerrados, não é possível movimentar o lateral para vestibular.

Fonte: Acervo dos autores.

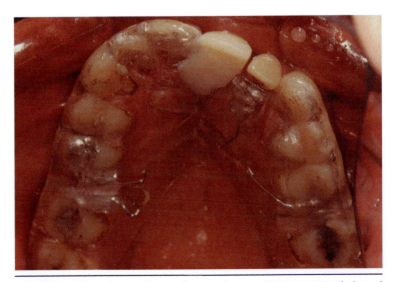

FIGURA 13 Placa de mordida confeccionada, com alívio na região do lateral superior esquerdo, e mola palatina, em vista oclusal.

Fonte: Acervo dos autores.

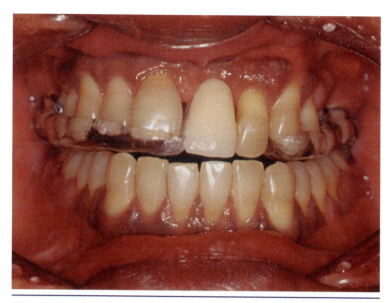

FIGURA 14 Placa de mordida confeccionada, com alívio na região do lateral superior esquerdo, em vista vestibular. Observe que a placa também permite a desoclusão do lateral, possibilitando a movimentação promovida pela mola palatina.

Fonte: Acervo dos autores.

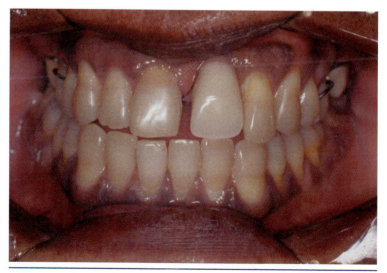

FIGURA 15 Posição final obtida pelo lateral superior esquerdo, em vista vestibular.

Fonte: Acervo dos autores.

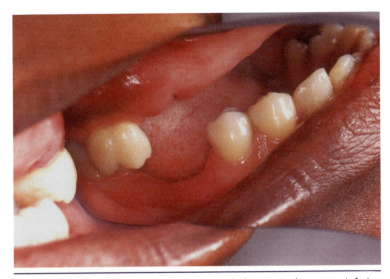

FIGURA 16 Molar superior esquerdo causando laceração da mucosa inferior, pela ausência de antagonista associada à perda de dimensão vertical.

Fonte: Acervo dos autores.

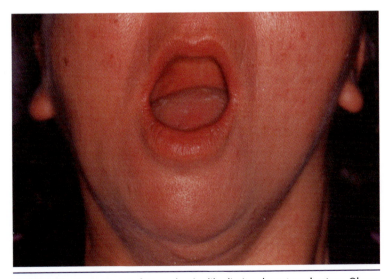

FIGURA 17 Paciente com fratura do côndilo direito, durante a abertura. Observe o desvio para o lado da fratura.

Fonte: Acervo dos autores.

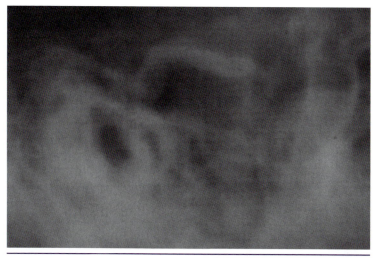

FIGURA 18 Radiografia transcraniana de ATM (articulação temporomandibular), do lado direito, da paciente da Figura 17. Observe que não é possível ver o côndilo.
Fonte: Acervo dos autores.

Na Endodontia, a sobrecarga oclusal pode ser determinante para o surgimento, agravamento e perpetuação das lesões periapicais. Nesses casos, a melhor distribuição da força oclusal é preponderante para o sucesso da terapia endodôntica.

Nas *próteses dentárias* convencionais e sobre *implantes*, o planejamento oclusal se impõe como fator decisivo para o sucesso. Não é possível obter êxito em restaurações indiretas sem levar em conta o estabelecimento de uma oclusão clinicamente aceitável e funcional **(Quadro 1)**. A terapia protética tem como principal finalidade a recuperação da capacidade mastigatória sem lesar as estruturas remanescentes, o que implica

---

Quadro 1 — Aspectos clínicos a serem observados em um esquema oclusal estável.

- Ausência de agressão aos tecidos moles durante o contato oclusal
- Dimensão vertical de oclusão aceitável
- Espaço funcional livre aceitável com a mandíbula em repouso
- Relação intermaxilar estável, com contatos bilaterais, levando à máxima intercuspidação, após o fechamento a partir da posição mandibular de repouso ou retrusiva
- Contatos adequadamente distribuídos em máxima intercuspidação, proporcionando forças direcionadas o mais axialmente possível nos dentes posteriores
- Liberdade de movimentos para todos os lados a partir da máxima intercuspidação
- Ausência de contatos interferentes durante os movimentos protrusivos e de lateralidade

Fonte: Adaptado de Türp et al. (2008) e Carlsson (2010).

confeccionar as próteses de modo a harmonizá-las com os demais componentes do sistema mastigatório (dentes, periodonto, músculos, articulação temporomandibular, controle pelo SNC; **Figuras 19 a 24**).

CONTROVÉRSIAS EM OCLUSÃO

Apesar da importância da oclusão como base para diversas disciplinas clínicas, durante o desenvolvimento recente da Odontologia, a oclusão foi palco de grandes controvérsias. O século passado foi marcado pelo surgimento e pela divulgação de diversas teorias a respeito de vários aspectos do funcionamento do sistema mastigatório. Essas teorias, por sua vez, geravam conceitos e práticas clínicas distintas, que eram defendidos por diferentes pesquisadores. No Brasil, essas diferenças resultaram em abordagens terapêuticas diferentes, as quais se propagaram pelas faculdades de Odontologia, resultando em uma ausência quase completa de padronização do ensino e da prática clínica da Oclusão.

A falta de padronização e a presença de teorias muitas vezes conflitantes (e até mesmo beligerantes), associadas à noção de que os conceitos oclusais são complexos demais, deixaram a maior parte dos alunos e dos profissionais da Odontologia confusos e desinteressados pelo tema, embora a importância da Oclusão seja consensual.

Com o advento da Odontologia baseada em evidências, modelo de ensino da Odontologia, segundo o qual as modalidades terapêuticas devem ser escolhidas utilizando-se a melhor evidência científica disponível, preferencialmente advinda de pesquisas clínicas controladas (para comparação e avaliação da eficácia de terapias pela análise de grupos de pacientes aleatoriamente dispostos), ficou realçado que há poucos trabalhos

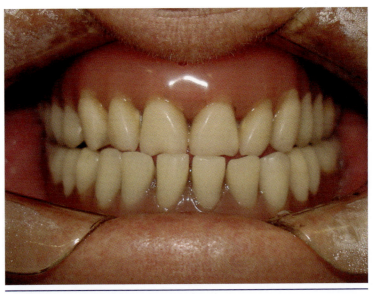

FIGURA 19 Vista intraoral de próteses utilizadas há muito tempo, nas quais houve acentuado desgaste, promovendo perda da dimensão vertical de oclusão.
Fonte: Acervo dos autores.

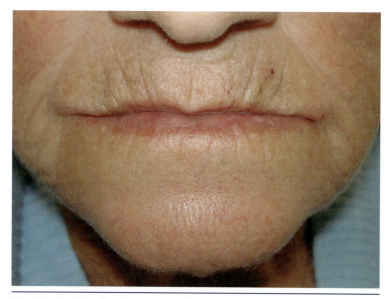

FIGURA 20 Visualização extraoral da paciente da Figura 19. Observe a diminuição do vermelhão do lábio e a aproximação do mento com a ponta do nariz, evidenciando a perda de dimensão vertical e de harmonia facial.

Fonte: Acervo dos autores.

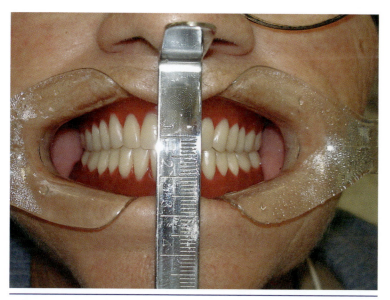

FIGURA 21 Prova dos dentes da nova prótese, utilizando nova dimensão vertical de oclusão, para restabelecer os contornos faciais.

Fonte: Acervo dos autores.

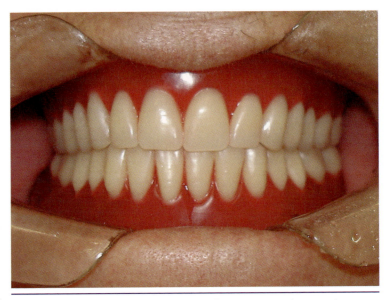

FIGURA 22 Nova prótese em posição, ainda em cera, em vista anterior.
Fonte: Acervo dos autores.

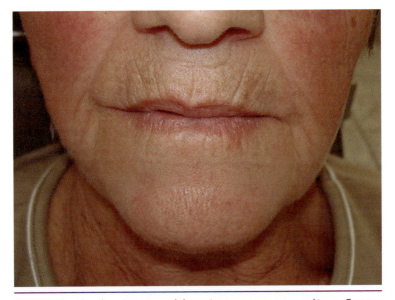

FIGURA 23 Visualização extraoral da paciente com as novas próteses. Compare com a Figura 20, observando a recuperação da harmonia facial.
Fonte: Acervo dos autores.

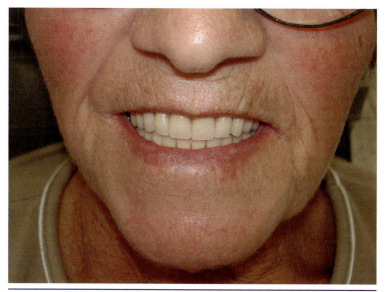

FIGURA 24 As novas próteses, em vista anterior, durante o sorriso.
Fonte: Acervo dos autores.

desse tipo utilizando diferentes terapias oclusais. Ou seja, a maior parte do que foi escrito baseava-se em teorias e na convicção pessoal de pesquisadores e especialistas, com pouca ou nenhuma base experimental. Terapias consideradas consagradas, como o desgaste seletivo para o tratamento e prevenção das disfunções temporomandibulares, mostraram resultados similares ao não tratamento. Técnicas relacionadas com aspectos oclusais muito difundidas no ensino da Odontologia no Brasil (mas pouco utilizadas na prática clínica brasileira), como o uso de arco facial e do articulador semiajustável individualizado para a confecção de próteses, também tiveram sua eficiência discutida.

Dessa forma, o ensino e a prática da Oclusão vêm adquirindo contornos menos dramáticos e mais pragmáticos, e parece ser um momento bastante oportuno para aproximar essa disciplina fundamental para o exercício da Odontologia dos principais interessados em entendê-la adequadamente: os estudantes de odontologia e os profissionais da área.

É com essa premissa em mente que os autores se propuseram a escrever este volume, que tem como objetivo apresentar os princípios de funcionamento do sistema mastigatório, interpretados sob a ótica contemporânea, de maneira clara, objetiva e voltada para a prática clínica.

AGRADECIMENTO

Os autores agradecem a colaboração inestimável do Professor Titular Horácio Faaig Leite na elaboração do texto e obtenção das melhores figuras. Os acertos deste capítulo devem-se principalmente a ele, e os eventuais desacertos devem ser creditados aos autores.

PARA LER MAIS

1. Ash MM. Occlusion: reflections on science and clinical reality. J Prosthet Dent. 2003; 90:373-84.
2. Carlsson GE. Dental occlusion: modern concepts and their application in implant prosthodontics. Odontology. 2009;97:8-17.
3. Carlsson GE. Some dogmas related to prosthodontics, temporomandibular disorders and occlusion. Acta Odontol Scand. 2010;68:313-22.
4. Türp JC, Greene CS, Strub JR. Dental occlusion: a critical reflection on past, present and future concepts. J Oral Rehabil. 2008;35:446-53.

Morfologia do sistema mastigatório   2

Jarbas Francisco Fernandes dos Santos | Albano Porto da Cunha Júnior | Leonardo Marchini

INTRODUÇÃO

A complexidade do sistema mastigatório, no que diz respeito aos aspectos morfológicos, torna imperativo um aprimorado conhecimento, para a compreensão da dinâmica de suas estruturas quando em função, e adequada atuação do cirurgião-dentista.

Considerando que esse conteúdo pode ser aprofundado em literatura específica de Anatomia e Histologia, o presente capítulo não pretende aprofundar-se no tema, e sim dar ênfase aos aspectos clínicos associados a esses conhecimentos voltados ao entendimento da oclusão.

Em grande parte, os componentes do sistema mastigatório estão localizados no terço inferior da face, incluindo a boca e suas estruturas anexas.

Pode-se considerar a mastigação como a principal função do sistema mastigatório envolvendo a trituração mecânica dos alimentos auxiliada pela saliva, responsável também pelo início da digestão química com a preparação do bolo alimentar para posterior deglutição, alcançando o trato gastrointestinal.

Além da função mastigatória, outras funções importantes, como a fala e a deglutição, são executadas ou auxiliadas pelo sistema mastigatório com certo grau de importância.

Considerando o homem moderno e contemporâneo, outros componentes do sistema mastigatório apresentam funções secundárias, como a de ferramenta (a boca utilizada como terceira mão ou para defesa/agressão), composição da harmonia facial, função estética e cosmética (caso de adornos dentais, como *piercings*) e também erótica.

Primordialmente, o sistema mastigatório é a área de atuação do cirurgião-dentista mas, por suas diversas funções e complexidade, outros profissionais atuam nesse sistema, auxiliando no restabelecimento de funções como a fala e a deglutição, como os fonoaudiólogos especializados em motricidade oral.

Dessa forma, os profissionais que desejam atuar no sistema mastigatório devem aprimorar seus conhecimentos em todos os componentes e dinâmica para melhor compreensão da complexidade e função do sistema e a forma mais adequada para restabelecê-las quando necessário.

COMPONENTES ÓSSEOS DO SISTEMA MASTIGATÓRIO

Dentre outros ossos que também participam da mastigação, principalmente como área de inserção de músculos que atuam nas funções do sistema mastigatório, podem-se considerar os componentes ósseos principais do sistema mastigatório: os ossos temporais, os ossos maxilares, a mandíbula e o hioide:

- Os ossos temporais, além da origem dos músculos de mesmo nome, abrigam as fossas mandibulares do temporal, pelas quais as cabeças da mandíbula (côndilos) se articulam com o crânio através das articulações temporomandibulares (ATM).
- Os ossos maxilares contêm os dentes superiores e suas estruturas de suporte em seus processos alveolares.
- A mandíbula contém os dentes inferiores, além de representar a unidade móvel do sistema através da dinâmica dos movimentos mandibulares pela inserção dos músculos elevadores e abaixadores da mandíbula, daqueles que formam a massa muscular da língua e de vários músculos da expressão facial, bem como se articula pelos seus côndilos com os ossos temporais, na região das ATM.
- O osso hioide, que não se articula a outro osso, sendo ligado ao crânio apenas por músculos e ligamentos, é em parte responsável pela depressão da mandíbula, pois recebe a inserção da musculatura abaixadora.

Osso temporal

Localiza-se na parede lateral do crânio em par, um do lado direito e outro do lado esquerdo. Do osso temporal, serão descritas somente as fossas mandibulares **(Figuras 1 a 5)**, considerando que essa estrutura anatômica apresenta grande interesse para o estudo da Oclusão.

A fossa mandibular é uma depressão na porção mais lateral e basal do osso temporal, que se inicia anteriormente ao meato (poro) acústico externo e ao processo retroarticular e cujo limite anterior é o tubérculo articular

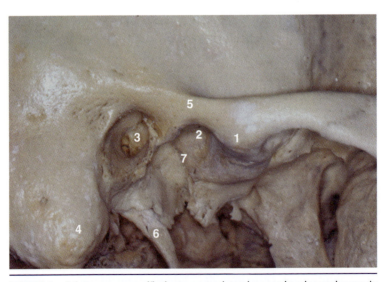

FIGURA 1 Crânio sem a mandíbula em norma lateral, no qual pode ser observada a fossa mandibular do osso temporal, bem como acidentes anatômicos próximos.
1. Tubérculo articular. **2.** Fossa mandibular. **3.** Meato acústico externo. **4.** Processo mastoide. **5.** Processo zigomático. **6.** Processo estiloide. **7.** Fissura petrotimpânica.
Fonte: Acervo dos autores.

Capítulo 2 Morfologia do sistema mastigatório 19

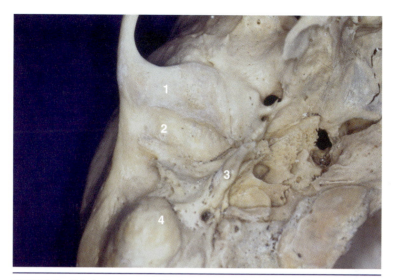

FIGURA 2 Crânio sem a mandíbula em norma basal, no qual também pode ser observada a fossa mandibular do osso temporal, bem como acidentes anatômicos próximos. **1.** Tubérculo articular. **2.** Fossa mandibular. **3.** Processo estiloide. **4.** Processo mastoide.

Fonte: Acervo dos autores.

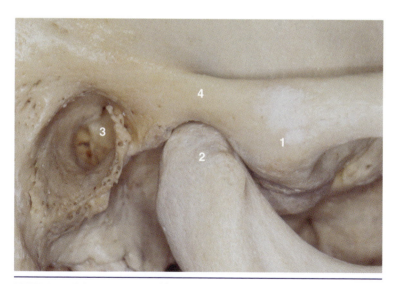

FIGURA 3 Crânio com a mandíbula em norma lateral, com o côndilo posicionado no interior da fossa mandibular. **1.** Tubérculo articular. **2.** Côndilo mandibular. **3.** Meato acústico externo. **4.** Processo zigomático.

Fonte: Acervo dos autores.

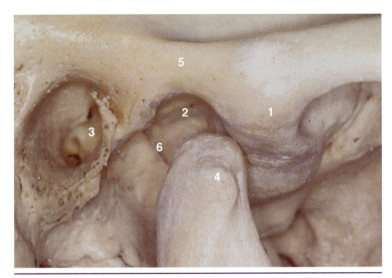

FIGURA 4 Crânio com a mandíbula em norma lateral, com o côndilo posicionado anteriormente à fossa mandibular, transladando-se sobre o tubérculo articular. **1.** Tubérculo articular. **2.** Fossa mandibular. **3.** Meato acústico externo. **4.** Côndilo mandibular. **5.** Processo zigomático. **6.** Fissura petrotimpânica.

Fonte: Acervo dos autores.

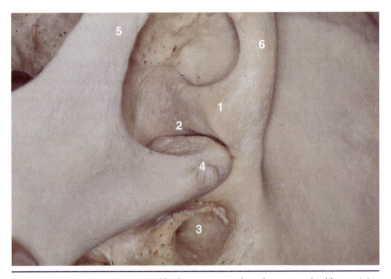

FIGURA 5 Crânio com a mandíbula em norma basal, com o côndilo posicionado no interior da fossa mandibular. **1.** Tubérculo articular. **2.** Fossa mandibular. **3.** Meato acústico externo. **4.** Côndilo mandibular. **5.** Processo coronoide. **6.** Processo zigomático.

Fonte: Acervo dos autores.

(eminência articular) **(Figuras 1 e 2)**. É nessa região do osso temporal que ocorre sua articulação com o côndilo da mandíbula **(Figuras 3 a 5)** através da ATM.

Importante ressaltar que a fossa mandibular tem sua morfologia alterada durante o desenvolvimento do indivíduo. Apresenta-se plana no recém-nascido e, em um processo de remodelação contínua, pode adquirir o formato apresentado na **Figura 1**. Essa remodelação se inicia com uma primeira modificação mais importante a partir da erupção dos incisivos centrais superiores e inferiores decíduos, que exigem um movimento mais vertical da mandíbula, diferente do período de amamentação, em que o movimento seria mais horizontal. À medida que ocorre a erupção dos dentes decíduos e a função mastigatória se aprimora, a ATM vai se modelando e uma nova remodelação ocorre com a esfoliação da dentição decídua e o estabelecimento da dentição permanente. Após esse período de maior plasticidade tecidual, as remodelações ocorrem de forma mais lenta.

Um ponto que deve ser destacado considerando o interesse em alguns casos de disfunção temporomandibular seria outro acidente anatômico do osso temporal: o processo estiloide, que pode se apresentar alongado, dificultando o abaixamento da mandíbula, causando dor e desconforto. O alongamento atípico do processo estiloide recebe o nome de síndrome estilo-hióidea ou síndrome de Eagle.

Osso maxilar

Também são pares os ossos maxilares que apresentam a região de maior importância para o conhecimento da Oclusão: o processo alveolar que suporta os dentes superiores. O alinhamento dos dentes superiores formando duas curvas: uma anteroposterior (curva de Spee) e outra laterolateral (curva de Wilson), as quais são acompanhadas pelos dentes inferiores, é de fundamental interesse ao estudo da Oclusão. Esse alinhamento tridimensional dos dentes deve estar congruente com as inclinações anatômicas da fossa mandibular para permitir uma harmonia entre as relações dentárias e as ATM durante os movimentos mandibulares.

As movimentações dentárias que são resultado de extrusões e/ou inclinações dentárias, por exemplo pela ausência de dentes antagonistas e adjacentes, podem alterar essas curvas e interferir na função normal do sistema mastigatório **(Figura 6)**.

Mandíbula

Constituindo a unidade óssea móvel do sistema mastigatório, a mandíbula é um osso ímpar, mediano e simétrico, que, graças à rica inserção muscular que possui, promove a trituração dos alimentos entre as superfícies oclusais dos dentes superiores e inferiores quando é elevada contra os maxilares. Além disso, compõe a expressão e a harmonia facial com outros músculos presentes e inseridos, músculos estes que, com a língua, também movimentam o alimento para a plataforma oclusal a cada ciclo mastigatório.

A mandíbula suporta no seu processo alveolar os dentes inferiores, cujo alinhamento harmoniza-se com os dentes superiores formando o plano oclusal com as curvas já citadas.

Além disso, há a relação das cabeças da mandíbula (côndilos) direita e esquerda **(Figuras 7 e 8)** com as respectivas fossas mandibulares dos ossos temporais **(Figuras 3 a 5)** através das ATM, como citado anteriormente.

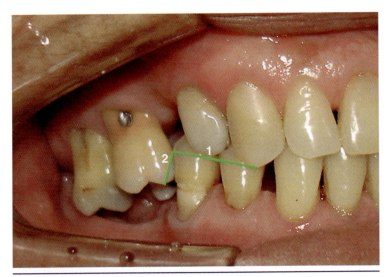

FIGURA 6 Pronunciada alteração da curva anteroposterior do arco dental, promovida pela extrusão dos molares superiores, em razão da ausência dos antagonistas. A curva anteroposterior, que deve ser ascendente para posterior no adulto, neste caso inicia sua ascensão a partir do canino (note como o primeiro pré-molar posiciona-se ligeiramente para superior em relação ao canino, em **1**, e tem um abrupto desnível para baixo na região da extrusão, em **2**).

Fonte: Acervo dos autores.

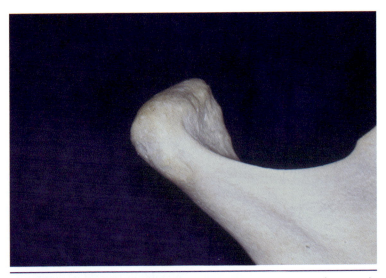

FIGURA 7 Côndilo da mandíbula, em norma lateral. Observe o formato de uma elipse irregular.

Fonte: Acervo dos autores.

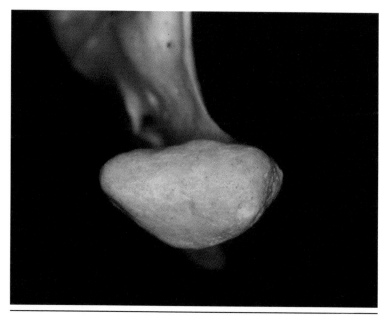

FIGURA 8 Côndilo da mandíbula, em norma basal. Observe o formato de uma elipse irregular.

Fonte: Acervo dos autores.

Hioide

O hioide é um osso ímpar, mediano e simétrico, que está localizado no pescoço à altura da 3ª vértebra cervical e com variada inserção muscular. Os músculos que se inserem em sua face superior são denominados supra-hióideos, que compõem os músculos pares digástrico, milo-hióideo, gênio-hióideo e estilo-hióideo e são responsáveis pelo abaixamento da mandíbula, quando o hioide permanece estável pela contração dos músculos que se inserem em sua face inferior, denominados infra-hióideos.

AS ARTICULAÇÕES TEMPOROMANDIBULARES

Por muito tempo, as disciplinas Oclusão e Disfunção Temporomandibular (DTM) tiveram seus nomes associados à sigla ATM (articulação temporomandibular), recebendo denominações como "Oclusão e ATM" e "Disfunção da ATM", o que demonstra o interesse sobre essa articulação para o estudo tanto do funcionamento adequado quanto da disfunção do sistema mastigatório.

A articulação da mandíbula com as fossas mandibulares é promovida pelas ATM. A harmonia entre as ATM com os dentes e demais componentes do sistema mastigatório, notadamente a musculatura (que é a responsável pela execução dos movimentos mandibulares), é preponderante.

A ATM é uma articulação sinovial bilateral que permite vários e amplos movimentos da mandíbula com um osso fixo, o temporal. As ATM possuem os seguintes componentes: superfícies articulares (da fossa mandibular do osso temporal e do côndilo), disco articular, ligamentos extracapsulares, cápsula articular, membrana sinovial e líquido sinovial.

As superfícies articulares são formadas por uma fina camada de tecido fibrocartilaginoso que recobre as áreas contidas pela cápsula articular, tanto no côndilo quanto na fossa mandibular. A integridade dessas superfícies fibrocartilaginosas é fundamental para manter uma morfologia hígida desses componentes ósseos, e sua modificação pode levar a alterações degenerativas **(Figura 9)**.

O disco articular é composto por tecido fibrocartilaginoso e não se regenera se danificado. O disco separa ainda a articulação em dois compartimentos, um supradiscal e outro infradiscal, que não se comunicam. A parte anterior do disco funde-se à cápsula articular e recebe inserções do feixe superior do músculo pterigóideo lateral, enquanto a porção posterior do disco forma a zona bilaminar ou coxim retrodiscal, que é ricamente inervada e vascularizada.

Os ligamentos chamados extracapsulares são os ligamentos esfenomadibular, estilomandibular e temporomandibular. Somente este último é considerado pela maioria dos autores como ligamento verdadeiro da ATM, enquanto os outros são considerados acessórios e mesmo suas funções são controversas.

Circundando as superfícies articulares, a cápsula articular **(Figura 10)** forma um compartimento fechado constituído de tecido fibroso externo, com flexibilidade suficiente para permitir os movimentos

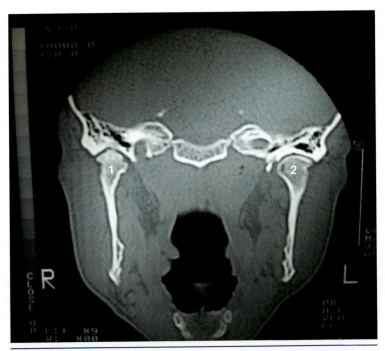

FIGURA 9 Tomografia computadorizada dos côndilos em norma frontal, apresentando o côndilo direito com alterações degenerativas em **1**. Observe a irregularidade acentuada de sua superfície quando comparada com o côndilo do lado oposto, em **2**.

Fonte: Acervo dos autores.

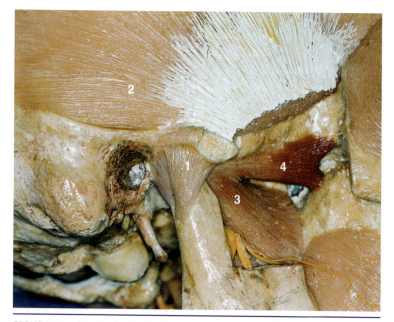

FIGURA 10 Região da ATM (articulação temporomandibular), em norma lateral. **1.** Cápsula articular. **2.** Músculo temporal. **3.** Feixe inferior do músculo pterigóideo lateral. **4.** Feixe superior do músculo pterigóideo lateral.
Fonte: Acervo dos autores.

articulares, e uma membrana sinovial interna, a qual produz o líquido sinovial, responsável pela lubrificação dos compartimentos articulares e pela nutrição de parte dos seus componentes. A cápsula articular é rica em inervação, constituindo-se em fonte de informações sensitivas e proprioceptivas.

MÚSCULOS DO SISTEMA MASTIGATÓRIO

Dois grupos principais compreendem os músculos do sistema mastigatório: os músculos da mastigação e os abaixadores da mandíbula. Vários outros músculos fazem parte do sistema mastigatório e participam não apenas da função mastigatória, mas também da fonética e da deglutição, como os músculos da mímica, da língua e do palato. Considerando a importância clínica e para o entendimento da dinâmica do sistema mastigatório, o presente capítulo terá como foco os músculos da mastigação e abaixadores da mandíbula.

Músculos da mastigação

Os masseteres, os temporais, os pterigóideos laterais e os pterigóideos mediais compõem os quatro pares de músculos da mastigação que agem conjuntamente, de modo harmônico entre si e com os demais componentes musculares, determinando a posição e os movimentos mandibulares. Neste capítulo serão apresentados individualmente, mas é importante que se realce que sua ação é sempre conjunta.

O masseter é o músculo elevador mais potente, inteiramente recoberto pela fáscia massetérica. Estende-se da margem inferior do osso e do arco zigomático aos dois terços inferiores da porção lateral do ramo da mandíbula **(Figura 11)** e possui duas partes bastante nítidas: uma superficial, mais inclinada; e uma mais profunda, de disposição mais vertical.

O músculo temporal **(Figura 12)** localiza-se na fossa de mesmo nome e é recoberto pela fáscia temporal, estendendo-se do soalho da fossa temporal e superfície medial da fáscia temporal – por isso é um músculo bipenado – indo até a borda e face medial do processo coronoide (na crista temporal) e na borda anterior do ramo da mandíbula, adquirindo assim a forma de um leque. É um músculo que, embora grande e potente, tem papel mais pronunciado no posicionamento da mandíbula do que na força de mastigação. Suas fibras anteriores, mais verticais, têm ação mais pronunciada de elevação; as fibras médias, inclinadas, também têm ação de elevação; já as fibras mais posteriores, horizontais, têm ação de retrusão.

O músculo pterigóideo medial localiza-se na face interna do ramo da mandíbula e estende-se da fossa pterigóidea em direção à face medial da região do ângulo da mandíbula (tuberosidade pterigóidea) **(Figura 13)**. Sua principal ação é a elevação da mandíbula, normalmente em sinergia com os músculos masseter e temporal.

O músculo pterigóideo lateral tem função um pouco distinta daquela descrita para os grupos musculares que o precederam. Não é um músculo elevador, uma vez que se estende horizontalmente de modo diferente dos demais músculos da mastigação. O músculo pterigóideo lateral apresenta dois feixes, o superior, com origem na superfície infratemporal da asa maior do esfenoide, e o feixe inferior, que se origina na face lateral da lâmina lateral do processo pterigoide.

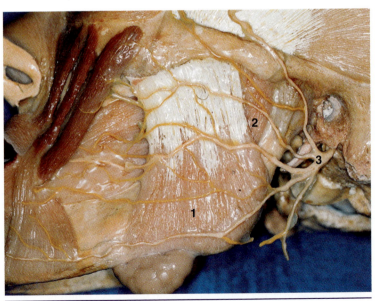

FIGURA 11 Região lateral do crânio. **1.** Feixe superficial do músculo masseter. **2.** Feixe profundo do músculo masseter. **3.** Ramo do nervo facial.

Fonte: Acervo dos autores.

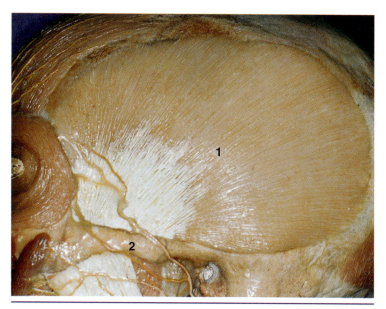

FIGURA 12 Região lateral do crânio. **1.** Músculo temporal. **2.** Arco zigomático.
Fonte: Acervo dos autores.

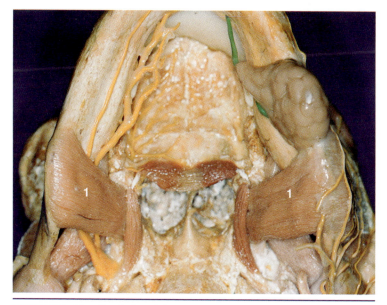

FIGURA 13 Visualização basal do crânio. **1.** Músculos pterigóideos mediais.
Fonte: Acervo dos autores.

A inserção do feixe superior é na fóvea pterigóidea e a do feixe inferior, na margem anterior do disco da ATM (Figura 10). Disposto dessa forma, quando ambos os pterigóideos laterais se contraem simultaneamente, a mandíbula é levada para anterior (protrusão).

Quando um pterigóideo lateral apenas se contrai, a mandíbula é levada para o lado oposto ao do músculo que se contraiu (ocorrendo, dessse modo, o movimento de lateralidade).

Assim, quando o pterigóideo lateral direito se contrai e o esquerdo relaxa, a mandíbula sofre lateralidade esquerda. Quando o pterigóideo lateral esquerdo se contrai e o direito relaxa, há lateralidade direita.

Músculos abaixadores da mandíbula

O grupo de músculos abaixadores da mandíbula é também constituído de quatro pares musculares, que se inserem no osso hioide e no crânio, e quase todos promovem o abaixamento da mandíbula. Os pares de músculos que constituem o grupo dos supra-hióideos são o digástrico, o estilo-hióideo, milo-hióideo e gênio-hióideo.

O músculo digástrico (Figura 14) recebe esse nome porque apresenta dois ventres: um posterior e um anterior. O ventre posterior se origina na incisura mastóidea e segue obliquamente, com uma direção inferior e sentido posteroanterior até o tendão intermediário, o qual se fixa ao corpo e ao corno maior do osso hioide. O ventre anterior do digástrico segue obliquamente do tendão intermediário com sentido posteroanterior, mas com uma direção agora superior, até a fossa digástrica, na área anterior da mandíbula. Age em conjunto com os músculos pterigóideos laterais, abaixando a mandíbula e promovendo a abertura da boca: os pterigóideos se contraem simultaneamente, tracionando o côndilo de encontro à eminência articular, enquanto os digástricos tracionam o mento para baixo.

Os músculos estilo-hióideos estendem-se do processo estiloide até o osso hioide. Desse modo, são responsáveis por movimentar o osso hioide para cima e para trás e, uma vez que não se inserem na mandíbula, não promovem seu abaixamento por ação direta.

Os músculos milo-hióideos formam uma lâmina muscular que parte da linha milo-hióidea, na face medial da mandíbula de ambos os lados, e se fundem em uma rafe mediana fibrosa, a qual se insere na face anterior do osso hioide.

Desse modo, formam o soalho da cavidade oral. Sua ação ocorre do seguinte modo: quando a mandíbula está fixa pela ação de outros grupos musculares (notadamente os mastigatórios), os milo-hióideos elevam o osso hioide e deslocam a língua para o palato, auxiliando na deglutição.

Quando o osso hioide está fixo, os milo-hióideos promovem abaixamento e retrusão da mandíbula.

Os músculos gênio-hióideos estendem-se da espinha mentoniana inferior até o corpo do osso hioide. Quando a mandíbula é o ponto fixo, promove a elevação do osso hioide e auxilia no processo de deglutição. Quando o hioide está fixo, abaixa e retrai a mandíbula.

A descrição individualizada da localização e função de cada músculo é apresentada de forma didática para compreender a importância do conhecimento da dinâmica mandibular que será estudada em capítulos subsequentes.

A despeito disso, é primordial que se tenha claro que o sistema muscular funciona em conjunto e de forma harmônica e não separadamente como apresentado.

Essa harmonia na dinâmica do sistema mastigatório pode ser compreendida como um equilíbrio de ações que mantém o

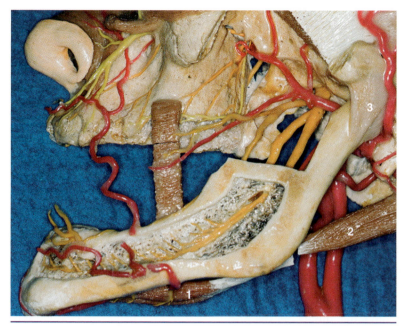

FIGURA 14 Região lateral do crânio. **1.** Ventre anterior do músculo digástrico. **2.** Ventre posterior do músculo digástrico. **3.** Cápsula articular da ATM (articulação temporomandibular).

Fonte: Acervo dos autores.

funcionamento do sistema, em consequência do controle das ações musculares pelo sistema nervoso central (SNC).

INERVAÇÃO DO SISTEMA MASTIGATÓRIO

O SNC é responsável por receber muitas informações aferentes, interpretá-las e efetuar respostas motoras. Para tanto, precisa receber essas informações por vias sensitivas (que levam informações ao SNC) e levar as respostas por vias motoras (que trazem informações do SNC para órgãos efetuadores, como músculos e glândulas).

As vias sensitivas do sistema mastigatório são formadas principalmente pelo nervo trigêmeo e pelas raízes sensitivas do nervo facial (VII par craniano) e do hipoglosso (XII par craniano).

A principal via motora do sistema mastigatório é composta pela raiz motora do nervo trigêmeo, que se une ao nervo mandibular e responde pela inervação dos músculos mastigatórios e outras estruturas.

A raiz motora do nervo facial, por sua vez, responde pela inervação dos músculos da expressão facial e dos músculos supra-hióideos. O nervo hipoglosso (XII par craniano) complementa a inervação motora do sistema mastigatório.

DENTES E PERIODONTO

Os dentes são os constituintes do sistema mastigatório utilizados para realizar apreensão, corte e trituração dos alimentos, entre outras funções.

Os dentes anteriores superiores e inferiores, os quais são unirradiculares e se apresentam dispostos obliquamente entre si quando a boca está fechada (enquanto os molares se encontram em máxima intercuspidação) são responsáveis pela apreensão e corte dos alimentos.

Para apreender e cortar, a mandíbula deve se posicionar para frente e para baixo, de modo que as superfícies incisais possam se contatar após a total laceração do alimento.

Multirradiculares em sua maioria, os dentes posteriores (pré-molares e molares) superiores e inferiores são responsáveis pela trituração.

Esses dentes apresentam-se dispostos longitudinalmente entre si quando a boca se fecha em posição normal, permitindo a trituração com a mandíbula em sua posição mais central.

Por essa característica, associada à localização dos músculos mastigatórios mais potentes junto aos dentes posteriores, é possível aferir que os dentes posteriores recebem uma força maior, enquanto os dentes anteriores precisam que a mandíbula posicione-se primeiro, e feche fora da sua posição central, impedindo assim a aplicação de forças de igual magnitude às aplicadas nos dentes posteriores.

Os dentes não são unidos diretamente aos ossos, mas fixam-se a estes pelo periodonto, estrutura altamente especializada, composta pelo periodonto de proteção (tecido gengival e epitélio juncional) e de inserção (cemento, osso alveolar e ligamento periodontal).

O ligamento periodontal é o elemento de união entre o cemento do dente e o osso alveolar, e constitui-se de um tecido conjuntivo fibroso, ricamente inervado e vascularizado.

Essa forma de união permite ao dente certa mobilidade (fisiológica) no interior dos alvéolos e seus micromovimentos, bem como a intensidade das forças que os promovem, são percebidos pelas terminações nervosas posicionadas no ligamento periodontal (propriocepção). Essa informação, associada à localização das fibras que as recebem, é de fundamental importância para o controle dos movimentos da mastigação e várias outras funções do sistema mastigatório, como será discutido no Capítulo 3.

AGRADECIMENTO

Os autores agradecem a inestimável colaboração do Professor Titular Horácio Faig Leite na elaboração do texto e na obtenção das melhores figuras. Os acertos deste capítulo devem-se principalmente a ele; já os eventuais desacertos devem ser creditados aos autores.

 PARA LER MAIS

1. Figun ME, Garino, RR. Anatomia odontológica funcional e aplicada. São Paulo: Panamericana; 1994.
2. Madeira MC. Anatomia da face: bases anatomofuncionais para a prática odontológica. 7. ed. São Paulo: Sarvier; 2010.
3. Rossi MA. Anatomia craniofacial aplicada à odontologia: abordagem fundamental e clínica. São Paulo: Santos; 2010.

Fisiologia do sistema mastigatório 3

Leonardo Marchini | Adriana Mathias Pereira da Silva Marchini | José Ricardo de Albergaria Barbosa

INTRODUÇÃO

No capítulo anterior, foram relembrados alguns dos componentes do sistema mastigatório que exercem papel relevante nas funções mastigatórias, fonética e de deglutição. No entanto, esses elementos realizam suas atividades trabalhando em conjunto. Assim, a inter-relação adequada entre esses componentes é a responsável por manter todas as funções do sistema mastigatório sendo exercidas de forma plena. Para entender a maneira pela qual o sistema mastigatório opera essa inter-relação, é necessário estudar sua fisiologia.

A compreensão completa dos mecanismos reguladores das funções do sistema mastigatório ainda não foi atingida e envolve um grau razoável de complexidade, considerando não só o funcionamento dos seus componentes, em sua maioria localizados no terço inferior da face, mas também (e principalmente) como o controle desses componentes é exercido pelo sistema nervoso central (SNC).

De modo similar ao que foi discutido em relação à morfologia do sistema mastigatório no Capítulo 2, não é escopo deste volume trazer todas as informações disponíveis a respeito da fisiologia do sistema mastigatório (para tanto existem livros-texto com conteúdo bastante aprofundado), mas sim selecionar, sintetizar e apresentar de forma atraente as informações mais relevantes para o entendimento inicial do funcionamento do sistema mastigatório, focado no conhecimento de utilidade mais imediata para a atividade clínica.

SISTEMA SOMESTÉSICO

No momento em que o leitor desliza seus olhos por este texto, também é capaz de saber onde estão seus pés, suas mãos e demais áreas do corpo sem necessariamente ter de olhar para elas. Antes, porém, de ler o que foi dito anteriormente, essa localização não era consciente, pois sua atenção estava voltada para a leitura. Essa capacidade do sistema nervoso (SN) de perceber o próprio corpo recebe o nome de propriocepção e faz parte do sistema somestésico.

Continuamente, o SN recebe e processa informações provenientes de todas as partes do organismo (pele, mucosas, vísceras, órgãos dos sentidos etc.) sobre seu estado funcional, posição e movimentos, bem como sobre a consistência, textura e temperatura daquilo que tocamos (ou comemos). Esses dados muitas vezes são complementados pelos outros sentidos, como visão, audição, olfato e paladar. Essa quantidade imensa de informações é recebida, selecionada e encaminhada à região do SNC que vai processar cada uma delas e resultar na resposta adequada (que inclusive pode ser resposta nenhuma). Parte das informações aflora à consciência, mas a maior parte não atinge esse nível e permanece dando subsídios à manutenção inconsciente do funcionamento do organismo, tanto para ajustar o funcionamento dos órgãos na medida das necessidades fisiológicas, como para manter a postura e o equilíbrio do corpo. Algumas informações ainda podem ser (e normalmente são) armazenadas na memória, para uso futuro.

As submodalidades do sistema somestésico que mais interessam a este capítulo são a propriocepção, que é a capacidade de perceber a posição do corpo e suas partes, que possibilita a manutenção de postura e equilíbrio corporais; e a dor, que é a capacidade de identificar estímulos capazes de causar dano ao organismo.

Propriocepção

No sistema mastigatório, os receptores proprioceptivos também se localizam, como nas demais partes do organismo, nas articulações (no caso, as ATM) e nos músculos. No entanto, há outras áreas ricas em receptores proprioceptivos no sistema mastigatório, como a mucosa bucal e, notadamente, o ligamento periodontal. Utilizando essas vias receptoras, o sistema mastigatório é capaz de formar os padrões de mastigação e auxiliar na formação dos padrões de fala e deglutição.

Uma forma de compreender como se dá a formação desses padrões é lembrar da primeira vez que se experimenta um alimento. Normalmente, quando se recebe um alimento que nunca foi comido antes, a primeira atitude é tocá-lo, percebendo sua textura e consistência externas. Depois, cheirá-lo, pois assim podem-se perceber odores que talvez remetam a algum outro alimento ingerido anteriormente, de odor (e provavelmente paladar) semelhante, trazendo mais informações sobre o novo. Então, colocamos o alimento na boca, entre os dentes anteriores, o mordemos levemente e terminamos de lacerá-lo, empregando a mínima força necessária, até as incisais dos dentes anteriores se tocarem. Desse modo, os receptores proprioceptivos localizados no ligamento periodontal dos dentes anteriores percebem a textura e consistência externas e internas do alimento, dando as primeiras informações quanto à força necessária para triturá-lo e em que região da plataforma oclusal isso poderá ser feito mais eficientemente. O pedaço cortado é levado para o interior da boca, algumas pequenas mordidas ainda cautelosas são realizadas nos dentes posteriores (para certificar-se das informações iniciais oferecidas pelos receptores dos dentes anteriores), a língua é banhada pelo alimento triturado e misturado com saliva, e o sabor é percebido. Pronto! O sistema mastigatório já sabe como mastigá-lo e o indivíduo já sabe se o sabor é agradável ou não. Assim sendo, a próxima porção já pode ser colocada diretamente na boca e triturada normalmente, sem a necessidade de repetir as etapas descritas.

De um modo mais acentuado, o mesmo processo acontece quando o alimento é oferecido para bebês e crianças pequenas. Nessa fase, nenhum registro foi armazenado ainda e, portanto, todo alimento é novo para a criança. Adicionalmente, o bebê ainda não sabe usar o sistema mastigatório para mastigar, como ainda não sabe usar as pernas para andar. Por isso, os primeiros alimentos devem ser líquidos e depois pastosos, de modo a aumentar sua consistência à medida que a criança começa a aprender a mastigá-los e os dentes começam a irromper.

Embora pareça óbvio em crianças, esse processo se repete nos adultos que recebem novas próteses, principalmente aquelas suportadas pela mucosa (como as dentaduras) ou por implantes. Quando o indivíduo vai paulatinamente perdendo os dentes, aos poucos ele vai se acostumando com as novas situações proprioceptivas (um dente a menos, dois, três, e assim sucessivamente até que todos sejam perdidos). No entanto, quando o mesmo indivíduo coloca uma dentadura, há uma completa alteração do sistema proprioceptivo, uma vez que a mucosa não tem a mesma capacidade de recepção dos estímulos que o ligamento periodontal, e a plataforma oclusal foi inteiramente modificada de modo abrupto **(Figuras 1 a 3)**. Nessa situação, é necessário que o paciente comece o processo de reaprendizado mastigatório com alimentos pastosos e vá incrementando a dieta paulatinamente, de maneira análoga à criança. A diferença, no entanto, reside no fato de que a criança tem um sistema nervoso mais rápido e lábil, enquanto o adulto (ou, mais acentuadamente, o idoso) tem a condução do impulso mais lenta, e leva tempo para reaprender.

Com os implantes dentários, ocorre algo muito semelhante, uma vez que os implantes são ligados diretamente ao osso (não há ligamento periodontal e, portanto, não há propriocepção periodontal – **Figuras 4 a 6**). Isso faz com que a capacidade proprioceptiva diminua drasticamente. Quando uma prótese totalmente implantossuportada é colocada, toda a percepção aferente é modificada e o processo de reaprendizado começa mais uma vez.

No entanto, com o passar do tempo e o aprendizado do paciente, a força mastigatória vai aumentando e ultrapassa a realizada no dentado, pois a propriocepção remanescente é pobre e só detecta a sobrecarga em níveis de força muito mais altos. Por isso, é muito comum ocorrerem fraturas (principalmente dos revestimentos estéticos) em próteses totais implantossuportadas após

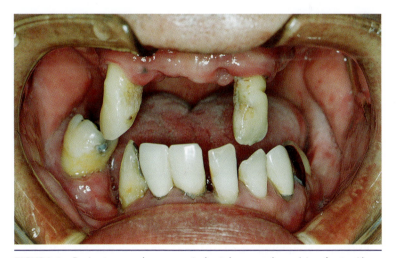

FIGURA 1 Paciente com doença periodontal avançada e vários dentes já extraídos. Os dentes remanescentes não apresentam condições de suporte ósseo para serem mantidos na cavidade oral, apresentam constantes episódios de abscesso, e devem ser extraídos para a instalação de uma prótese total mucossuportada (PTMS). Neste caso, foram planejadas as extrações e a imediata colocação das próteses (prótese total imediata).

Fonte: Acervo dos autores.

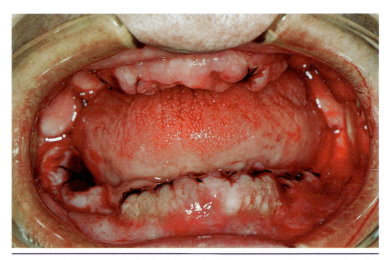

FIGURA 2 Mesmo paciente da Figura 1, imediatamente após as extrações dos dentes remanescentes, com a área cirúrgica ainda cruenta. Evidentemente, com os dentes remanescentes que foram extraídos, o paciente também perdeu a propriocepção do ligamento periodontal desses dentes, que será suprida em parte pela propriocepção da mucosa, que tem um poder de percepção muito menor.

Fonte: Acervo dos autores.

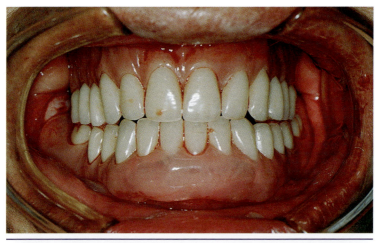

FIGURA 3 Instalação das próteses totais mucossuportadas no paciente das figuras anteriores, imediatamente após a cirurgia. No período de reaprendizado que se segue a esse procedimento, o paciente tem grande dificuldade para mastigar, falar e, em alguns casos, até para deglutir. Isso ocorre não só pelo desconforto do pós-operatório, mas principalmente pela completa alteração da forma como as informações são recebidas pelo sistema somestésico, em decorrência da perda da propriocepção periodontal. Dessa forma, o paciente precisará reaprender a executar as funções do sistema mastigatório nessas condições, o que acontece em períodos que variam de indivíduo para indivíduo.

Fonte: Acervo dos autores.

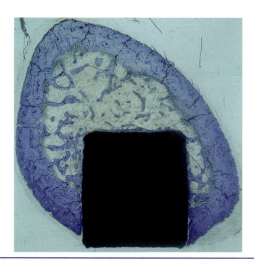

FIGURA 4 Fotomicrografia de implante de titânio osseointegrado ao fêmur de rato. Observe a inexistência de espaço entre o osso e o implante na maior parte da interface entre essas estruturas, fato que caracteriza a osseointegração. Portanto, não há ligamento periodontal nem propriocepção periodontal e, quando colocados nas bases ósseas do sistema mastigatório, para servir como suporte para a substituição de dentes ausentes, os implantes dentários NÃO substituem a função proprioceptiva.

Fonte: Acervo dos autores.

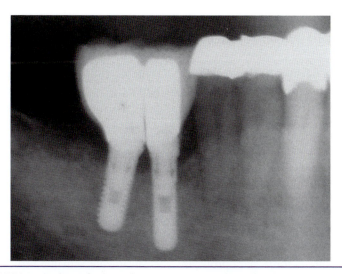

FIGURA 5 Radiografia de implantes osseointegrados utilizados para substituir molares ausentes em paciente que tem outros dentes na boca. Nesta situação, embora os dentes artificiais que têm implantes como suporte não apresentem propriocepção periodontal, a presença dessa habilidade nos dentes remanescentes torna mais fácil a adaptação do paciente.

Fonte: Acervo dos autores.

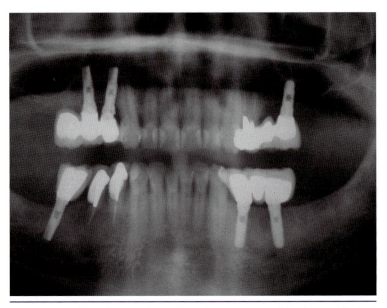

FIGURA 6 Radiografia panorâmica de paciente que teve vários dentes substituídos por dentes artificiais implantossuportados, em uma situação similar à da figura anterior. A presença dos dentes naturais com propriocepção periodontal facilita a adaptação do paciente às próteses e impede a sobrecarga sobre os implantes.
Fonte: Acervo dos autores.

alguns meses de uso, fato para o qual o paciente deve ser alertado inicialmente (**Figuras 7 a 12**).

No dentado, é fácil perceber a importância do sistema proprioceptivo. Certamente, temos força mais que suficiente no sistema mastigatório para quebrar um dente, e isso fica demonstrado nos inúmeros casos de fratura observados na prática clínica. No entanto, tente quebrar seus dentes apertando-os. Certamente não conseguirá. Isso acontece porque o sistema proprioceptivo percebe que a força é excessiva, não há alimento a ser triturado e a resposta do SNC impede o aumento da força, para proteção do sistema. No entanto, se o indivíduo está mastigando com a força necessária para comer empada (que pode ser triturada facilmente, sem oferecer grande resistência), mas há um caroço de azeitona em seu interior, pode ocorrer fratura de um dente pelo excesso de força naquele ponto.

É interessante notar outro aspecto bastante relacionado com a propriocepção que ainda traz grandes dúvidas clínicas. O desgaste das superfícies incisais e oclusais não ocorre de modo acentuado durante a mastigação da dieta habitual, uma vez que, quando o alimento foi lacerado ou triturado e as superfícies dentais se tocam levemente, os receptores proprioceptivos indicam o fato ao SNC e, como resposta, ocorre a abertura, para o alimento ser novamente interposto, triturado até que ocorra o toque e assim sucessivamente, sem que as superfícies dentais tenham demasiado contato. Portanto, só há desgaste acentuado durante a função mastigatória se houver dieta abrasiva, o que ocorre em algumas (raras) culturas. Uma causa comum de desgaste acentuado é o bruxismo do

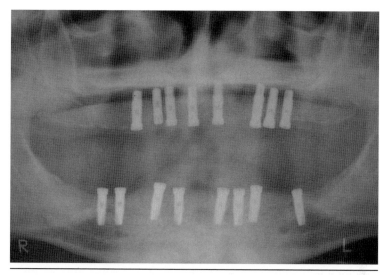

FIGURA 7 Radiografia panorâmica de paciente totalmente desdentado que recebeu implantes para a confecção de próteses totais implantossuportadas. Neste caso, de modo diverso ao do paciente da Figura 1, as próteses totais não serão mucossuportadas, mas implantossuportadas. Isso implica uma efetividade muito maior de mastigação, mas também uma sobrecarga ao longo do tempo, pela ausência de propriocepção periodontal associada à eficiência mastigatória e rigidez de fixação das próteses implantossuportadas. Difere também dos pacientes das Figuras 5 e 6, pois não há dentes remanescentes para suprir a propriocepção periodontal.

Fonte: Acervo dos autores.

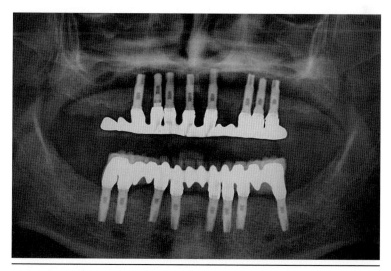

FIGURA 8 Radiografia panorâmica do paciente da Figura 7, já com as próteses instaladas, transmitindo todas as forças oriundas da plataforma oclusal para os implantes.

Fonte: Acervo dos autores.

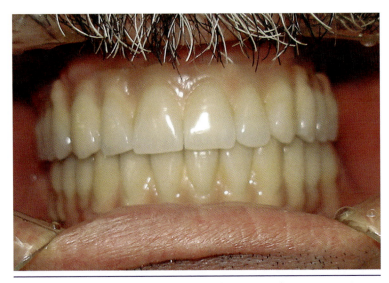

FIGURA 9 As próteses instaladas na boca do paciente das Figuras 7 e 8, confeccionadas em metalocerâmica. Na opinião do paciente, o resultado inicial foi muito bom quanto à estética, mas ele apresentava dificuldade para mastigar e algumas alterações de pronúncia. Após cinco semanas, as alterações já não comprometiam as funções de modo clinicamente observável e o paciente estava plenamente satisfeito e comendo todos os alimentos que desejava.

Fonte: Acervo dos autores.

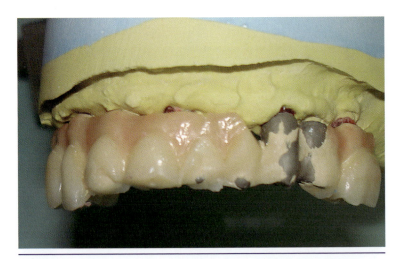

FIGURA 10 Após 14 meses da instalação da prótese da Figura 9, houve extensa fratura da cerâmica durante a noite. Foi detectado então que o paciente apresentava bruxismo do sono (BS), que provavelmente causou sobrecarga demasiada sobre a prótese já sobrecarregada pelo aumento do esforço mastigatório. Não havia histórico prévio de BS, nem qualquer sinal de sua ocorrência nas próteses totais mucossuportadas do paciente.

Fonte: Acervo dos autores.

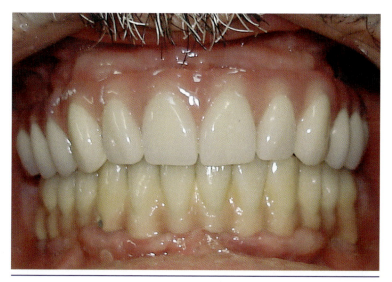

FIGURA 11 Nova prótese confeccionada para o paciente, utilizando cerômero no lugar da cerâmica, para auxiliar no amortecimento dos esforços mastigatórios.
Fonte: Acervo dos autores.

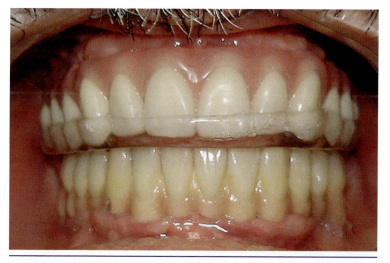

FIGURA 12 Placa de relaxamento muscular em resina acrílica, confeccionada para ser utilizada pelo paciente sempre que ele estiver dormindo. Como o BS (bruxismo do sono) pode apresentar episódios de exacerbação e remissão, nem sempre é possível detectá-lo na anamnese e no exame clínico (simplesmente porque não está presente no momento da análise). Por esse motivo, alguns autores recomendam que pacientes tratados com próteses totais implantos-suportadas (para ambos os arcos) recebam preventivamente uma placa de relaxamento em resina acrílica.
Fonte: Acervo dos autores.

sono (BS), que é o hábito de ranger os dentes durante o sono **(Figuras 13 a 16)**. Como ocorre durante o período em que o indivíduo está dormindo e o funcionamento do SNC se encontra deprimido se comparado à vigília, os dentes são esfregados uns contra os outros com força demasiada e por períodos relativamente longos, causando não só o desgaste dental, mas também a fratura de restaurações, próteses e mesmo de dentes naturais hígidos.

Dor

Como exposto anteriormente, há receptores específicos para os estímulos mecânicos oriundos da plataforma oclusal no ligamento periodontal, enquanto outros proprioceptores recebem estímulos nos músculos, nas ATM e na mucosa bucal. De modo análogo, há receptores específicos para dor localizados em todos os tecidos do nosso corpo (exceto no SNC), inclusive naqueles que compõem o sistema mastigatório.

Dentre as diversas classificações das dores, é de grande importância para a compreensão das dores que acometem o sistema mastigatório diferenciar a dor aguda da dor crônica. A dor aguda é aquela sentida no momento do estímulo, mas que cessa após sua remoção. A dor crônica é aquela que permanece sendo percebida mesmo após a remoção do estímulo. Esses dois tipos de dor têm mecanismos celulares, receptores e vias diferentes.

A dor aguda consiste na recepção do estímulo mecânico ou térmico pelos nociceptores e na condução do impulso gerado por fibras específicas (pouco mielinizadas) através da medula ou trigêmeo ao tronco encefálico. Normalmente, gera um reflexo imediato de retirada da parte do corpo do objeto que gerou o estímulo.

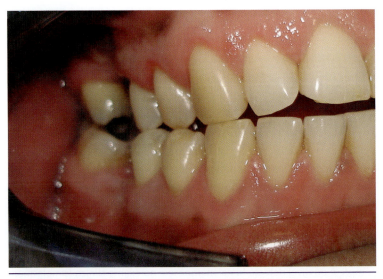

FIGURA 13 Avaliação clínica de paciente com BS (bruxismo do sono). Observe que os desgastes dentais correspondem às faces incisais dos dentes antagonistas em movimentos excursivos amplos, que não são realizados durante a função mastigatória, e devem-se, portanto, à parafunção.

Fonte: Acervo dos autores.

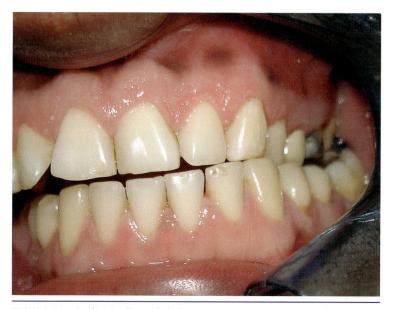

FIGURA 14 Avaliação clínica do lado oposto, no mesmo paciente da Figura 13, com os mesmos achados.

Fonte: Acervo dos autores.

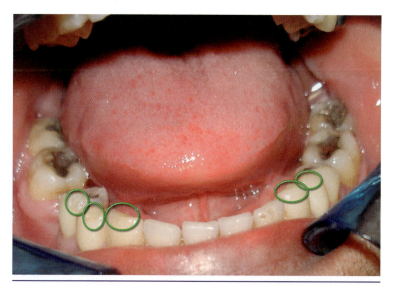

FIGURA 15 Avaliação oclusal dos dentes inferiores do paciente das Figuras 13 e 14, com as áreas de desgaste acentuado marcadas com círculos verdes, correspondentes aos dentes contactantes nas figuras anteriores.

Fonte: Acervo dos autores.

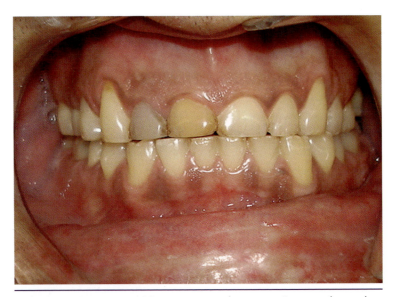

FIGURA 16 Paciente com BS que provocou desgaste mais avançado nos dentes anteriores, encurtando as coroas de modo significativo. Desgastes dessa natureza não são ocasionados pela mastigação, e sim pela parafunção.
Fonte: Acervo dos autores.

Já a dor crônica sofre a influência de numerosos mediadores inflamatórios teciduais, que podem prolongar e acentuar a dor, estimulando continuamente nociceptores periféricos, fazendo com que qualquer estímulo, mesmo que de baixa intensidade, gere dor. Dessa forma instala-se a hiperalgesia que sentimos em uma área lesada, na qual a mais leve pressão é percebida como dor. A dor crônica é transmitida ao SNC por vias amielínicas e, portanto, mais lentas, fato que, associado à reação inflamatória no local da lesão e à consequente ação de seus mediadores químicos, contribui para o caráter lento da dor.

Desse modo, a dor crônica envolve repercussões emocionais de maior duração, que levam a um maior sofrimento. Além disso, em muitos casos, o estímulo já foi removido e o processo inflamatório ainda perpetua e amplifica a dor. É por esse motivo que muitos dos analgésicos de que dispomos atualmente agem no processo inflamatório, regulando mediadores de dor e inflamação.

Outro fato que também diferencia a dor aguda da dor crônica é que nesta última, muitas vezes a dor é percebida em um local do corpo diferente de sua origem, fenômeno que recebe o nome de dor referida. Já a dor aguda é espacialmente muito bem localizada, o que permite a rápida resposta de remoção da parte do corpo que recebe o estímulo.

A dor referida é bastante comum no sistema mastigatório, e ocorre com relativa frequência na prática clínica de diversas especialidades, como na endodontia e nas disfunções temporomandibulares (DTM). É comum o paciente relatar dor em um dente que não é o que está gerando o processo doloroso (ou processo álgico), mas é apenas o local no qual a dor é referida. Daí a importância de uma avaliação cuidadosa, para que o procedimento para alívio da dor não seja realizado no dente errado, o que não apenas causará um dano ao dente não envolvido com a origem da dor, mas também não melhorará o quadro álgico. Em pacientes com disfunção da musculatura mastigatória, pode ocorrer o relato de dor nos dentes quando a real origem da dor é muscular.

A dor referida normalmente é creditada a um efeito excitatório central, que pode ocorrer de duas formas. A primeira forma envolve principalmente a presença de um estímulo constante e duradouro, capaz de promover uma hiperexcitação do interneurônio, que sobrecarrega suas sinapses e transborda para a sinapse do neurônio vizinho. Quando o SNC recebe o estímulo, interpreta como sendo de ambos os neurônios e, portanto, da área afetada não só pelo neurônio sobrecarregado, mas também da área relacionada com o neurônio vizinho, que não é a fonte da dor **(Figura 17)**.

A segunda forma de ocorrência do efeito excitatório central é pelo mecanismo de convergência. Vários neurônios periféricos se dirigem para um único interneurônio e vários interneurônios, por sua vez, se dirigem para o interneurônio seguinte na via ascendente até o SNC. Normalmente, o SNC consegue discernir adequadamente a origem da dor apesar da convergência, mas na presença de dor constante e duradoura pode haver falha nesse sistema e então a dor é referida em local diferente daquele que a originou **(Figura 18)**.

Desse modo, quando o profissional consegue distinguir adequadamente o local da dor e tratar corretamente a inflamação local, normalmente se obtém remissão da dor referida. Em outros casos, principalmente quando há dor crônica por longos períodos em pacientes especialmente sensíveis à dor, pode ser necessário o uso de medicamentos depressores do SNC, para que se possa obter uma remissão da hiperexcitação central e, assim, alcançar a remissão da dor.

Outra forma de complicação da dor crônica é causada por ações reflexas para conter um quadro álgico. Por exemplo, o paciente apresenta uma pericementite (inflamação do ligamento periodontal) em um molar posterior, causada por um contato oclusal excessivo em uma restauração (a restauração fica "alta"). Para evitar a dor que se instala quando esse dente contata seu antagonista, o paciente aciona a musculatura mastigatória para fechar em uma posição diferente da habitual, exigindo uma contração exagerada de certos grupos musculares, que passam a doer. Após alguns dias, o contato excessivo é detectado pelo profissional e corrigido. A pericementite cessa, mas a dor muscular não. Esse novo quadro inflamatório também deve ser tratado, para que ocorra remissão da sintomatologia dolorosa.

Percepção da dor

A dor é uma sensação subjetiva, que depende de inúmeros fatores não só fisiológicos, mas também inerentes ao contexto psicossocial do indivíduo. Há estímulos semelhantes que causam dor muito intensa em determinados indivíduos e dor menos intensa em outros. Há estímulos iguais que, em um mesmo indivíduo, mas em diferentes contextos, são percebidos com maior ou menor intensidade dolorosa.

Isso não significa de modo algum que o paciente esteja mentindo quanto à dor que sente. Portanto, o profissional deve sempre se esforçar ao máximo para entender o contexto da dor que o paciente refere e, desse modo, poder tratá-la melhor. Rotular o paciente como hipersensível de nada adianta para o tratamento e pode prejudicar a relação paciente/profissional.

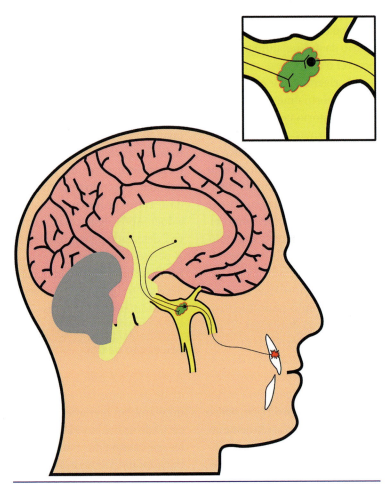

FIGURA 17 Dor referida: nesta figura, pode ser observada a ocorrência do efeito excitatório central pela presença de um estímulo constante e duradouro, capaz de promover uma hiperexcitação do interneurônio, que sobrecarrega suas sinapses, e transborda para a sinapse do neurônio vizinho. Quando recebe o estímulo, o SNC (sistema nervoso central) o interpreta como sendo de ambos os neurônios e, portanto, da área afetada não só pelo neurônio sobrecarregado, mas também da área relacionada com o neurônio vizinho, que não é a fonte da dor.

Fonte: Acervo dos autores.

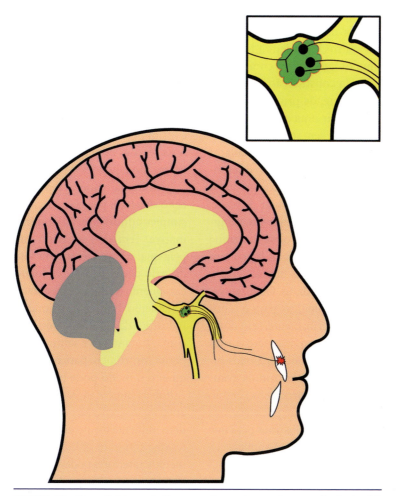

FIGURA 18 Dor referida: nesta figura, pode ser observada a ocorrência do efeito excitatório central pelo mecanismo de convergência. Vários neurônios periféricos se dirigem para um único interneurônio. Normalmente, o SNC (sistema nervoso central) consegue discernir adequadamente a origem da dor apesar da convergência, mas, na presença de dor constante e duradoura, pode haver falha nesse sistema e então a dor é referida em local diferente daquele que a originou.

Fonte: Acervo dos autores.

Atualmente, sabe-se que a maneira como cada indivíduo percebe a dor também depende do complexo genético e, portanto, enzimático, que apresenta. Alguns pacientes têm maior número de enzimas algogênicas que outros e tendem a ter mais dor com estímulos iguais. Esse componente que faz parte da constituição do indivíduo é, evidentemente, de primeira importância e pode explicar uma questão clínica que ainda permanece sem resposta: por que pacientes submetidos a esforços musculares semelhantes têm reações dolorosas diferentes? Até pouco tempo atrás, dizia-se que o paciente sem dor tinha um limiar de sensibilidade mais alto (dificilmente era atingido), enquanto o que desenvolvia dor tinha um limiar de sensibilidade mais baixo (era alcançado facilmente). Mas não se sabia o porquê dos diferentes limiares. Geralmente, davam-se razões psicológicas para o fenômeno. Como dito anteriormente, sem dúvida os aspectos psicossociais interferem, mas também há uma razão fisiológica mais direta, que pode ser elucidada com os avanços da genômica. Alguns processos já estão sendo elucidados com essa explicação, mas ainda serão necessários vários anos para que se possa chegar a uma explicação aplicável a vários casos e que seja consensual.

Alguns pacientes têm ainda mecanismos analgésicos endócrinos mais acentuados. Os mecanismos analgésicos endócrinos são capazes de modular ou mesmo bloquear a transmissão do estímulo nociceptivo para o córtex cerebral, e agem em diversos níveis do SNC, através de neuropeptídeos endógenos conhecidos como opioides naturais (como as encefalinas e endorfinas). Esse mecanismo explica uma diversidade de situações clínicas nas quais o indivíduo consegue controlar (modular) a dor por iniciativa própria, ou seja, por ação do córtex cerebral, ou essa modulação ocorre inconscientemente, pelas vias emotivas, utilizando a via hipotalâmica.

A supressão dos mecanismos de analgesia endócrina é capaz de suprimir a ação do chamado efeito placebo. De maneira simplificada, o efeito placebo é aquele observado quando substâncias inativas provocam melhora da sintomatologia. O efeito placebo tem uma explicação fisiológica e é importante que o profissional conheça sua existência e assim possa compreender adequadamente as reações de seu paciente diante das diversas modalidades de tratamento.

Modernamente, acredita-se que o conceito de efeito placebo é mais amplo que a simples administração de uma substância inativa. Tem sido sugerido que a maneira pela qual o tratamento está sendo percebido pelo paciente pode influenciar no processamento da dor e no resultado geral desse tratamento. Fatores emocionais como níveis reduzidos de ansiedade e estresse, satisfação com o tratamento e sentimentos de recompensa contribuem para o efeito placebo, enquanto o medo pode bloquear esse efeito. Estudos também indicam que a experiência anterior do paciente e suas expectativas podem influenciar a percepção da dor. Pacientes que sofreram múltiplas falhas em tratamentos anteriores podem achar que nenhum tratamento será eficaz. Assim, o dentista deve ter em mente que a maneira como o profissional aborda o paciente (em termos de receptividade, empatia e compaixão) pode afetar significativamente os resultados obtidos e isso não deve ser negligenciado no atendimento odontológico.

AGRADECIMENTO

Agradecemos o auxílio do querido colega, Dr. Heichi Shinozaki, na realização do caso clínico que ilustra as Figuras 7 a 12.

PARA LER MAIS

1. Cairns BE. Pathophysiology of TMD pain – basic mechanisms and their implications for pharmacotherapy. J Oral Rehabil. 2010; 37(6): 391-410.
2. Dydyk AM, Grandhe S. Pain assessment. StatPearls [Internet]. Treasure Island (FL): StatPearls Publishing; 2020 [atualizado em 12 de abril de 2020]. Disponível em: https://www.ncbi.nlm.nih.gov/books/NBK556098/?report=reader.
3. Lent R. Cem bilhões de neurônios: conceitos fundamentais de neurociência. São Paulo: Atheneu; 2004. p. 210-39.
4. Okeson JP. Tratamento das desordens temporomandibulares e oclusão. Rio de Janeiro: Elsevier; 2008.
5. Oliveira W. Disfunções temporomandibulares. São Paulo: Artes Médicas; 2002. p. 250-4.
6. Vase L, Baad-Hansen L, Pigg M. How may placebo mechanisms influence orofacial neuropathic pain? J Dent Res. 2019 Jul;98(8):861-9.

Movimentos mandibulares

4

Leonardo Marchini | Fernando Eidi Takahashi | Mateus Bertolini Fernandes dos Santos

INTRODUÇÃO

O entendimento da morfologia e da fisiologia do sistema mastigatório é necessário para o cirurgião-dentista compreender como ocorrem os movimentos mandibulares. O estudo da movimentação da mandíbula, também chamado dinâmica mandibular ou cinemática mandibular, é importante para que se possa entender a inter-relação entre os movimentos que ocorrem nos côndilos e os movimentos que acontecem na plataforma oclusal. Isso permite alterar a plataforma oclusal (procedimento que o cirurgião-dentista faz corriqueiramente) sem interferir na harmonia dessa inter-relação.

Sempre que a mandíbula se movimenta, ambas as articulações temporomandibulares (ATM), em maior ou menor grau, bem como a plataforma oclusal, também se movimentam, pois a mandíbula é um osso único. Essa percepção básica é fundamental para a interpretação dos movimentos mandibulares e sua utilização clínica.

Vários são os fatores que interferem nessa movimentação, o que tende a tornar seu estudo complicado, se for avaliado sob a ótica da biomecânica. No entanto, ao manter em mente a movimentação de toda a mandíbula, relacionando-a com a ação dos músculos que agem sobre esse osso ímpar, pode-se compreender seus principais movimentos (entendidos aqui como os movimentos mandibulares de interesse para a prática clínica diária do cirurgião-dentista) com facilidade. Este capítulo objetiva auxiliar o leitor a usar essa ferramenta para melhor compreender a cinemática mandibular de interesse clínico.

MOVIMENTOS EM POSIÇÃO CENTRAL (MOVIMENTOS CÊNTRICOS)

Os movimentos que ocorrem com a mandíbula centralizada são chamados movimentos cêntricos e compreendem principalmente a abertura e o fechamento de pequena amplitude.

Quando a mandíbula se abaixa e promove uma abertura pequena entre as incisais dos incisivos superiores e inferiores **(Figura 1)**, ocorre um movimento predominante de rotação de ambos os côndilos simultaneamente, mas eles não iniciam sua translação pelo tubérculo articular **(Figura 2)**, pois há pouca participação dos músculos pterigóideos laterais (que puxam a mandíbula para frente), e maior participação dos músculos supra-hióideos (que puxam a parte anterior da mandíbula para baixo, promovendo a rotação dos côndilos). Por ter um eixo (que liga os dois côndilos – **Figura 3**), esse movimento é considerado cêntrico. Esse movimento simples, de pequena abertura e fechamento, é muito utilizado durante a mastigação, associado a pequenos movimentos excêntricos.

MOVIMENTOS EM POSIÇÕES NÃO CENTRAIS (MOVIMENTOS EXCÊNTRICOS OU EXCURSIVOS)

Os movimentos que ocorrem em posições não centrais, ou excêntricas, são aqueles que

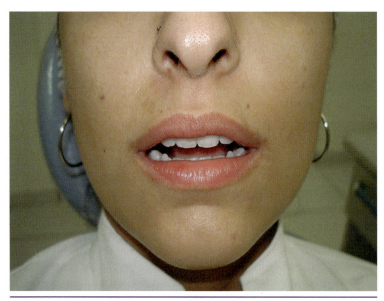

FIGURA 1 Abertura de pequena amplitude.
Fonte: Acervo dos autores.

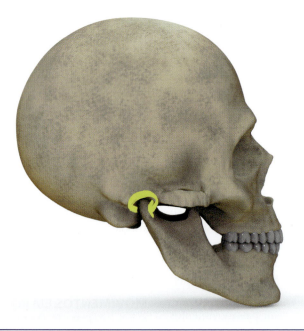

FIGURA 2 Esquema ilustrando o movimento condilar que ocorre durante a abertura de pequena amplitude, no qual ocorre rotação de ambos os côndilos simultaneamente, mas eles não iniciam a translação pelo tubérculo articular.
Fonte: Acervo dos autores.

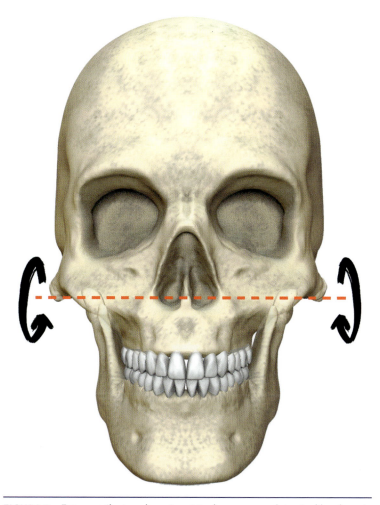

FIGURA 3 Esquema ilustrando o eixo virtual que une os dois côndilos durante o movimento de abertura de pequena amplitude.

Fonte: Acervo dos autores.

não ocorrem em torno de um único eixo de rotação, mas que envolvem, em graus variados, a rotação e a translação de um ou ambos os côndilos pelos tubérculos articulares. Os principais movimentos excêntricos são: a lateralidade direita, a lateralidade esquerda, a protrusão e a abertura de grande amplitude.

Movimentos de lateralidade

Quando o indivíduo leva sua mandíbula para o lado direito, este lado recebe o nome de lado de trabalho (para o qual a mandíbula vai). O lado oposto, ou seja, o lado esquerdo neste caso, recebe o nome de lado de balanceio ou de não trabalho.

Ao realizar a lateralidade direita a partir da posição de máxima intercuspidação **(Figura 4)**, que é uma posição central, o indivíduo totalmente dentado apresenta, na maior parte dos casos, um contato do canino direito e não há mais contato nenhum na plataforma oclusal **(Figura 5)**. Como a palatina do canino superior guia o movimento, direcionando o movimento da mandíbula, esse contato recebe o nome de guia canina. Quando a lateralidade ocorre para o lado esquerdo, então a guia se dá no canino esquerdo, e não há outro contato na superfície oclusal **(Figura 6).**

Como dito anteriormente, a mandíbula é um osso único e, se os movimentos descritos até aqui ocorrem na plataforma oclusal, movimentos correspondentes a eles devem ocorrer nas duas ATM.

Durante a lateralidade, o côndilo do lado de trabalho (o lado para o qual ocorre o movimento) faz apenas um pequeno movimento de rotação sobre um eixo vertical e um leve movimento para lateral (ou seja, para o lado externo), movimento que recebeu o nome de movimento de Bennett. Já o côndilo do lado de não trabalho (ou côndilo de

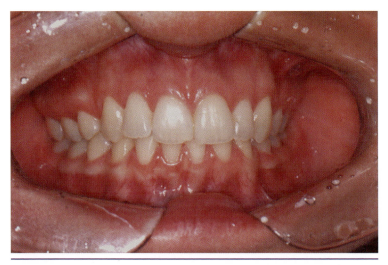

FIGURA 4 Paciente totalmente dentada, que apresenta uma oclusão mutuamente protegida, em vista frontal, e posição de máxima intercuspidação. Nesta posição, os dentes posteriores se tocam e os anteriores, não. Desta forma, os posteriores protegem os anteriores em posição cêntrica.

Fonte: Acervo dos autores.

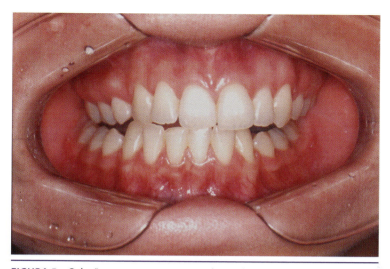

FIGURA 5 Oclusão mutuamente protegida: em lateralidade direita, tocam-se apenas os caninos superior e inferior do lado de trabalho (direito), e os demais dentes não se tocam. Não há contato no lado de balanceio (esquerdo) e dos demais dentes do lado de trabalho.

Fonte: Acervo dos autores.

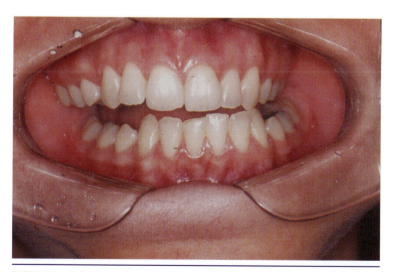

FIGURA 6 Oclusão mutuamente protegida: em lateralidade esquerda, tocam-se apenas os caninos superior e inferior do lado de trabalho (esquerdo), e os demais dentes não se tocam. Não há contato no lado de balanceio (direito) e dos demais dentes do lado de trabalho.

Fonte: Acervo dos autores.

balanceio) faz um movimento maior, transladando pelo tubérculo articular, de modo que executa uma trajetória para baixo e para anterior (descendo o tubérculo articular), e para medial, ou seja, para dentro (acompanhando a angulação da parede medial da fossa mandibular). O movimento do côndilo do lado de balanceio ocorre pela contração do músculo pterigóideo lateral associado a ele, enquanto o mesmo músculo do lado oposto permanece relaxado.

É necessário haver uma harmonia entre a guia canina, na plataforma oclusal, e o movimento condilar, que, por sua vez, é ditado pela inclinação do tubérculo articular e pelo ângulo da parede medial da fossa mandibular. Essas relações serão mais exploradas no Capítulo 6, no qual os determinantes da oclusão serão discutidos.

O movimento condilar, na ausência de patologias, ocorre do mesmo modo em diversas condições da plataforma oclusal. Por exemplo, em vez de guia canina, alguns pacientes apresentam guia em grupo **(Figuras 7 e 8)**, fato que não ocasiona qualquer problema ao indivíduo.

Movimento de protrusão

Quando a mandíbula é levada para frente, em um movimento de posterior para anterior a partir de máxima intercuspidação, as incisais dos incisivos inferiores tocam a palatina dos incisivos superiores, e a mandíbula é obrigada a fazer uma trajetória descendente e para anterior, acompanhando a palatina dos incisivos superiores, até os incisivos tocarem topo a topo **(Figura 9)**. Como a palatina dos incisivos superiores guia o movimento, esse contato recebe o nome de guia incisiva. Enquanto os incisivos contactam, os dentes posteriores não se contactam.

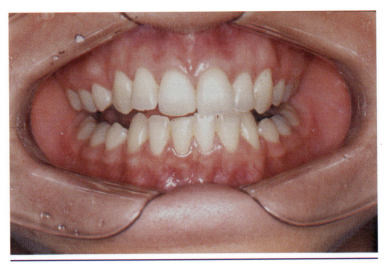

FIGURA 7 Lateralidade direita em paciente que apresenta guia em grupo do lado de trabalho. Observe os caninos e pré-molares do lado direito em contato, e a desoclusão do lado de balanceio.

Fonte: Acervo dos autores.

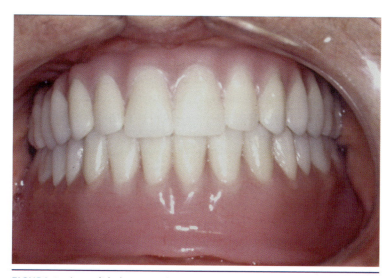

FIGURA 8 Lateralidade esquerda em paciente que apresenta guia em grupo do lado de trabalho. Observe os caninos e pré-molares do lado esquerdo em contato, e a desoclusão do lado de balanceio.

Fonte: Acervo dos autores.

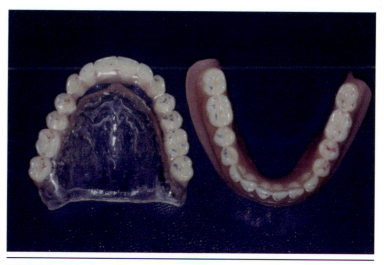

FIGURA 9 Oclusão mutuamente protegida: em protrusão, tocam-se apenas os incisivos superior e inferior, e os dentes posteriores não se tocam (ocorre o espaço de Christensen entre os dentes posteriores superior e inferior).

Fonte: Acervo dos autores.

Assim, apresenta-se um espaço entre os dentes na região posterior, que recebe o nome de espaço de Christensen.

Para a realização desse movimento na plataforma oclusal, ambos os côndilos se movimentam para anterior simultaneamente (pelo acionamento simultâneo dos músculos pterigóideos laterais), e percorrem o tubérculo articular, em um movimento no qual predomina a translação e quase não há rotação condilar.

A harmonia entre a guia incisiva e a inclinação do tubérculo articular é necessária, fato que será mais explorado no Capítulo 6.

Movimento de abertura máxima

O movimento de abertura de pequena amplitude, como já foi discutido, é um movimento cêntrico. Já a abertura de maior amplitude é um movimento excêntrico, pois envolve não só a rotação, mas também a translação dos côndilos pelo tubérculo articular.

Nesse movimento, é claro, não há contato oclusal e, portanto, não há guia nessa região e todo movimento é direcionado pela inclinação do tubérculo articular e pelos côndilos.

Ao serem tracionados simultaneamente pelos músculos pterigóideos laterais de ambos os lados, ao mesmo tempo que a mandíbula é solicitada para baixo pelos supra-hióideos, os côndilos transladam pelo tubérculo articular ao mesmo tempo que rotacionam, permitindo a máxima abertura, a qual é limitada apenas pelos ligamentos (capsulares e acessórios) das ATM.

O **Quadro 1** resume os acontecimentos durante os movimentos mandibulares.

Quadro 1 Sinopse dos movimentos mandibulares para o paciente totalmente dentado típico.

Movimento	Musculatura	ATM	Plataforma oclusal
Abertura e fechamento de pequena amplitude	Pouca participação de ambos os pterigóideos laterais Maior participação dos supra-hióideos	Ambos os côndilos rotacionam horizontalmente ao redor de um eixo (virtual) que os une	Os dentes superiores e inferiores se contactam ao final do fechamento e se afastam no início da abertura
Abertura máxima	Participação efetiva de ambos os pterigóideos laterais Participação efetiva dos supra-hióideos	Ambos os côndilos rotacionam horizontalmente e transladam pelos tubérculos articulares	Os dentes superiores e inferiores se contactam ao final do fechamento e se afastam no início da abertura
Lateralidade	Pterigóideo lateral do lado de balanceio contrai Pterigóideo lateral do lado de trabalho relaxa	Côndilo de balanceio vai para a frente, para baixo e para medial Côndilo de trabalho rotaciona verticalmente e sai lateralmente	Os caninos do lado de trabalho se tocam (guia canina) Os demais dentes não se tocam
Protrusão	Ambos os pterigóideos laterais contraem Pouca participação dos supra-hióideos	Ambos os côndilos transladam pelo tubérculo articular, com pouca rotação	Os incisivos se tocam (guia incisiva) Os demais dentes não se tocam

ESQUEMAS OCLUSAIS

Os diferentes esquemas oclusais podem ser classificados de acordo com o modo como ocorrem as relações entre os dentes durante os movimentos mandibulares.

No indivíduo dentado normalmente, o que se vê é a oclusão mutuamente protegida, conforme descrito nas **Figuras 4 a 6 e 9**. Esse esquema oclusal recebe essa denominação porque, no movimento de fechamento, os dentes posteriores se tocam e os anteriores, não (os posteriores protegem os anteriores); já nos movimentos excêntricos (lateralidade e protrusão), os dentes anteriores se tocam e os posteriores não (os anteriores protegem os posteriores).

No entanto, durante a construção de uma prótese total mucossuportada (PTMS), a conhecida dentadura, o toque somente nos dentes anteriores durante os movimentos excêntricos pode promover a desestabilização da peça que, sofrendo carga somente na região anterior, pode se soltar na região posterior. Assim, faz-se necessário um esquema oclusal no qual haja contato dos dentes anteriores e posteriores em todos os movimentos. Nesses casos, utiliza-se uma oclusão balanceada, na qual os dentes anteriores e posteriores se tocam no fechamento **(Figuras 10 e 11)** e há guia em grupo total (caninos, pré-molares e molares) do lado de trabalho e pelo menos um contato estabilizante do lado de balanceio **(Figuras 12 e 13)** durante a lateralidade. Na protrusão, os dentes anteriores se tocam e os posteriores também, e não ocorre o espaço de Christensen **(Figura 14)**.

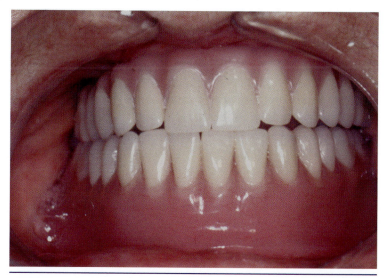

FIGURA 10 Paciente portador de próteses totais mucossuportadas (PTMS) superior e inferior, que apresenta uma oclusão balanceada, em vista frontal, e posição de máxima intercuspidação. Nesta posição, os dentes posteriores e anteriores se tocam, distribuindo os esforços oclusais por toda a prótese.

Fonte: Acervo dos autores.

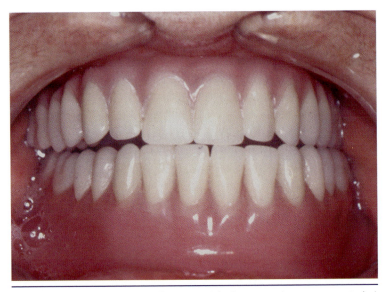

FIGURA 11 Oclusão balanceada: as PTMS (próteses totais mucossuportadas) em aspecto oclusal, mostrando os contatos obtidos pela interposição de fita de carbono em posição de máxima intercuspidação, tanto nos dentes anteriores quanto nos posteriores.

Fonte: Acervo dos autores.

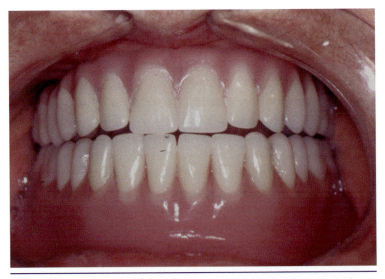

FIGURA 12 Oclusão balanceada: em lateralidade direita, tocam-se todos os dentes do lado de trabalho (direito), e ocorre pelo menos um contato estabilizante no lado de balanceio (esquerdo), evitando que a PTMS (prótese total mucossuportada) se desloque.

Fonte: Acervo dos autores.

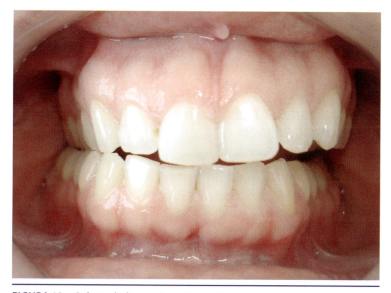

FIGURA 13 Oclusão balanceada: em lateralidade esquerda, tocam-se todos os dentes do lado de trabalho (esquerdo), e ocorre pelo menos um contato estabilizante no lado de balanceio (direito), evitando que a PTMS (prótese total mucossuportada) se desloque.

Fonte: Acervo dos autores.

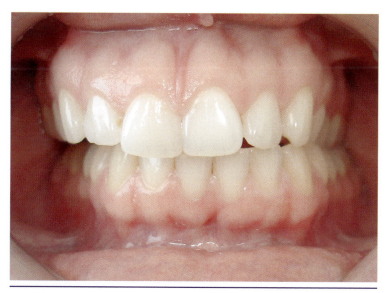

FIGURA 14 Oclusão balanceada: em protrusão, tocam-se os incisivos superior e inferior, e os dentes posteriores também se tocam (não ocorre o espaço de Christensen entre os dentes posteriores superior e inferior).

Fonte: Acervo dos autores.

O **Quadro 2** sintetiza as principais diferenças entre a oclusão mutuamente protegida e a oclusão balanceada.

DECOMPOSIÇÃO DOS MOVIMENTOS MANDIBULARES NOS TRÊS PLANOS DO ESPAÇO

Quando vamos estudar os movimentos mandibulares, uma forma de compreender qual o movimento realizado é observar o traçado descrito quando se coloca um marcador (p. ex., um lápis) em determinado ponto da mandíbula e um plano sobre o qual a marcação é realizada (um papel), em um dos planos espaciais descritos pela Anatomia, a saber: plano frontal (paralelo à fronte), plano sagital (paralelo à sagita) e plano horizontal (paralelo ao horizonte).

Para o estudo que será descrito aqui, que segue o classicamente descrito nas escolas de Odontologia, será adotado o marcador sempre posicionado no mento, para inscrever nos três planos os movimentos mandibulares extremos, limítrofes (ou seja, os chamados movimentos bordejantes). Os movimentos intrabordejantes (no interior dos limites) são os que realizamos normalmente em função, durante a qual apenas alguns pontos bordejantes são comuns.

Inicialmente, imagine o marcador voltado para marcar o papel que estará no plano horizontal e acompanhe a marcação que foi feita na **Figura 15**. O início do movimento se dá em RC (relação central, posição na qual normalmente se iniciam os movimentos mandibulares, que será discutida mais pormenorizadamente no Capítulo 5). Quando o paciente realiza o movimento protrusivo, todo componente vertical não é observado nesse plano, que marca a movimentação anterior, de RC a PM (protrusão máxima). Quando faz

Quadro 2 — Síntese das principais diferenças entre oclusão mutuamente protegida e oclusão balanceada.

Diferenças	Oclusão mutuamente protegida	Oclusão balanceada
Fechamento em cêntrica	Os dentes posteriores (pré-molares e molares) se tocam Os dentes anteriores (caninos e incisivos) não se tocam	Tocam os dentes anteriores e posteriores
Lateralidade	Os caninos do lado de trabalho se tocam e os demais dentes não se tocam	Tocam todos os dentes do lado de trabalho e ocorre pelo menos um contato estabilizante do lado de balanceio
Protrusão	Os incisivos se tocam e os dentes posteriores não se tocam, ocorre o espaço de Christensen	Tocam os dentes anteriores e os dentes posteriores também, não há espaço de Christensen
Ocorrência	É encontrada nos pacientes dentados, tipicamente	É estabelecida nas PTMS para promover sua estabilização em função

lateralidade esquerda, marca uma linha curva, de RC a LE (máxima lateralidade esquerda), e quando faz lateralidade direita, marca outra linha curva, com mesmo início, RC, e que vai a LD (máxima lateralidade direita). O desenho resultante é denominado *arco de Gysi*.

Agora, imagine o marcador voltado para o papel, mas no plano sagital. Neste caso, o arco descrito envolve um movimento mais amplo, pois permite a visualização do componente vertical e do anteroposterior, resultando em uma figura mais completa, o gráfico de Posselt **(Figura 16)**. Acompanhe pela figura: o movimento se inicia em RC, o paciente desliza a mandíbula para cima e para a frente e vai até OC (oclusão central ou máxima intercuspidação). Continuando o movimento para anterior, desce e vai para frente, percorrendo a guia incisiva, até os incisivos ficarem topo a topo (TT). Se o paciente continuar o movimento para a frente, agora livre da guia incisiva, descreverá um movimento para a frente e para cima, até PM (protrusão máxima). Essa parte superior do gráfico de Posselt descreve o movimento de protrusão, visto pelo plano sagital. A abertura é descrita na porção posterior, na curva RC-AM (abertura máxima), que passa por PA (pequena abertura). Na abertura de movimento cêntrico, de RC a PA, temos um arco, no qual predomina a rotação. Quando inicia a translação dos côndilos pelos tubérculos articulares, tem-se um segundo arco (PA-AM). Se o indivíduo fechar a boca de AM (abertura máxima) até a posição de protrusão máxima (PM), tem-se um único arco, AM-PM (pois esse arco corresponde apenas à rotação dos côndilos na posição de máxima translação).

Quando o papel é colocado no plano frontal, o marcador descreve, para os movimentos bordejantes, o arco da **Figura 17**. Partindo agora de TT (que é o ponto bordejante mais baixo da parte superior do gráfico) e

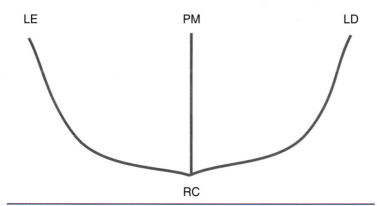

FIGURA 15 O arco de Gysi é a representação dos movimentos mandibulares bordejantes (extremos) no plano horizontal. Em RC (relação central), a posição de início dos movimentos mandibulares (relação central); em PM, protrusão máxima. Assim, a reta RC-PM representa o movimento de protrusão. Em LD, lateralidade direita. Assim, a curva RC-LD representa o movimento de lateralidade direita. Em LE, lateralidade esquerda. A curva RC-LE é a representação gráfica do movimento de lateralidade esquerda.

Fonte: Acervo dos autores.

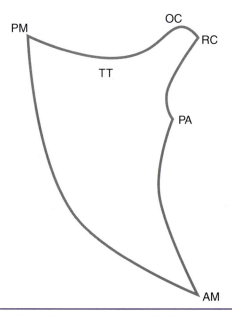

FIGURA 16 O gráfico de Posselt é a representação dos movimentos mandibulares bordejantes (extremos) no plano sagital. Na porção superior do gráfico: em RC, a posição de início dos movimentos mandibulares (relação central); em OC, oclusão central (ou máxima intercuspidação). Assim, a reta RC-OC, orientada para a frente e para cima, é a representação gráfica do movimento de relação central à posição de máxima intercuspidação. TT representa a posição de topo a topo dos incisivos e PM, a posição de protrusão máxima. Assim, OC-TT, orientada para baixo e para a frente, representa o movimento da posição de máxima intercuspidação à posição de topo a topo dos incisivos, e a curva TT-PM, orientada para cima e para a frente, representa o movimento de topo a topo dos incisivos à posição de protrusão máxima. Na parte posterior, a curva RC-PA representa o movimento de pequena abertura, no qual predomina a rotação dos côndilos, enquanto a curva PA-AM representa o movimento da posição de pequena abertura (PA) até a posição de abertura máxima (AM). A parte anterior do gráfico, com uma única curva, representa o movimento a partir da posição de protrusão máxima (PM) até a abertura máxima (AM), que ocorre em função quase que exclusivamente de uma rotação condilar, uma vez que os côndilos já se encontram na posição mais anterior do tubérculo articular.
Fonte: Acervo dos autores.

seguindo para a direita, chega-se a LD (máxima lateralidade direita). Para a esquerda, chega-se a LE (máxima lateralidade esquerda). De qualquer um dos lados, em curva chega-se à AM (abertura máxima). Os movimentos descritos nesse gráfico são pouco usuais e sua utilidade é limitada. Nesse plano é interessante observar o ciclo mastigatório **(Figura 18)**, que é um movimento intrabordejante.

Quando o estudo do movimento não se dá em apenas um plano, mas tridimensionalmente, o resultado não é um gráfico, mas um sólido também tridimensional, denominado *envelope de Posselt*, que representa, em seu limite externo, os movimentos mandibulares bordejantes (extremos) e, contidos internamente, os movimentos intrabordejantes (não extremos).

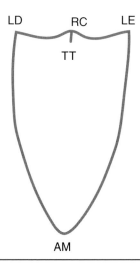

FIGURA 17 Representação dos movimentos bordejantes da mandíbula no plano frontal. Em RC, a posição de início dos movimentos, relação central. Em LD, lateralidade direita. A curva RC-LD representa o movimento da posição de relação central à lateralidade direita. Em LE, lateralidade esquerda. A curva RC-LE representa o movimento da posição de relação central à lateralidade esquerda. As curvas AM-LD e AM-LE representam o movimento pouco usual de abertura máxima a partir das lateralidades direita e esquerda, respectivamente.

Fonte: Acervo dos autores.

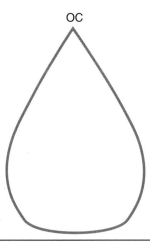

FIGURA 18 O ciclo mastigatório, que é mais bem representado no plano frontal, no qual se observa que a única posição bordejante deste movimento funcional é a de OC (máxima intercuspidação, aqui não da boca toda, mas do dente em contato). Observe o formato de gota, denotando a lateralidade que ocorre durante o movimento mastigatório, de pequena amplitude.

Fonte: Acervo dos autores.

PARA LER MAIS

1. Cerveira Netto H. Movimentos mandibulares. In: Oliveira, W. Disfunções temporomandibulares. São Paulo: Artes Médicas; 2002. p. 31-53.
2. Koolstra JH. Dynamics of the human masticatory system. Crit Rev Oral Biol Med. 2002;13(4):366-76.
3. Okeson JP. Mecânica do movimento mandibular. In: Okeson JP. Tratamento das desordens temporomandibulares e oclusão. Rio de Janeiro: Elsevier; 2008. p. 65-76.
4. Santos JFF, Cardoso CAC. Um breve parêntese: conceitos básicos de relações maxilo-mandibulares para a confecção de próteses totais. In: Cunha VPP, Marchini L. Prótese total contemporânea na reabilitação bucal. São Paulo: Santos; 2007. p. 51-5.

Relação maxilomandibular 5

Jarbas Francisco Fernandes dos Santos | Mateus de Azevedo Kinalski | Mateus Bertolini Fernandes dos Santos | Rafael Leonardo Xediek Consani

INTRODUÇÃO

Este capítulo relaciona as posições espaciais que a mandíbula pode assumir em relação à maxila nos diversos planos virtuais. São inúmeras as posições existentes, considerando que a mandíbula pode executar movimentos de abertura, fechamento, protrusão, retrusão, lateralidade direita ou esquerda. Sabe-se também que se pode conceituar infinitos pontos cefalométricos em relação a um dado segmento.

Para melhor entendimento: em uma escala numérica, entre dois números pode-se colocar quantos valores quiser no intervalo entre eles. Por exemplo: entre os números 1 e 2 pode-se colocar o número 1,01 e "n" zeros depois da vírgula, que sempre haverá espaço para mais outro valor numérico.

Esse fato permite aceitar que, entre os pontos inicial e final de qualquer movimento em qualquer dos planos ortogonais, a mandíbula pode assumir infinitas posições, o que torna importante o estudo dessas posições em relação à maxila e mandíbula nos procedimentos restauradores.

Apesar de haver inúmeras posições mandibulares viáveis, existem aquelas que são mais importantes e clinicamente indispensáveis para a execução de tratamentos reabilitadores em relação à dinâmica mandibular. Neste capítulo, conceituam-se todas as posições consideradas indispensáveis à prática clínica.

RELAÇÃO CENTRAL E OCLUSÃO CENTRAL

Quando se considera somente o deslocamento vertical da mandíbula, pode-se notar que, ao fechar a boca, os dentes inferiores se movimentam em direção aos antagonistas superiores e estabelecem posição de máximo contato (posição mandibular conhecida como oclusão central – OC), também denominada máxima intercuspidação – MIC (ou máxima intercuspidação habitual – MIH), ficando estabelecido um limite para a movimentação da mandíbula nessa direção. Partindo desse contato entre os dentes antagonistas, pode-se abrir a boca em direção contrária até alcançar uma determinada posição muscular abaixadora máxima (nesse caso, posição de abertura máxima).

Baseado no conceito considerado na introdução deste capítulo, é possível saber que entre a oclusão central e a abertura máxima da boca existem infinitas posições intermediárias. No entanto, nesse intervalo existem inúmeras posições possíveis e somente duas são consideradas de grande significância clínica para o cirurgião-dentista realizar as reabilitações protéticas.

Uma posição de grande interesse é a OC, na qual os dentes se encontram em máxima intercuspidação, importante para estabelecer o contato oclusal das restaurações protéticas. Além disso, a posição é facilmente reconhecida pelo paciente ao fechar a boca, porém somente é estabelecida na presença de dentes em oclusão (OC existe somente com dentes em oclusão).

Outra posição que também pode ser reproduzida é aquela na qual o paciente mantém a mandíbula em posição de repouso, sem contrair a musculatura elevadora para obter o contato dental com a boca entreaberta. Normalmente, o paciente assume essa posição quando se sugere que fique relaxado e que os lábios se toquem levemente. A Fisiologia demonstra que essa condição ocorre quando a musculatura abaixadora traciona a mandíbula com a mesma intensidade que a musculatura elevadora direciona a mandíbula para cima, produzindo um equilíbrio dinâmico que determina a posição espacial da mandíbula nesse momento. Quando os côndilos estão alojados nas fossas articulares em equilíbrio postural (musculaturas elevadora e abaixadora em equilíbrio), sem contato dental e sem deslocamento mandibular para a direita ou a esquerda (etapa inicial do movimento mandibular), a mandíbula assume uma posição espacial em relação à base do crânio que pode ser reproduzida sempre que assumir essa condição. Essa posição mandibular é a relação central (RC). Note-se que a RC é uma posição que independe da presença de dentes, ao contrário da OC. Normalmente, o paciente assume a posição de RC quando a musculatura responsável pela movimentação da mandíbula se encontra em equilíbrio dinâmico, por exemplo, ao término da deglutição. Para obter essa posição, os dentistas podem se utilizar de diferentes técnicas, dentre as quais a da deglutição e da manipulação (técnica pela qual o dentista conduz o paciente à RC e percebe que esta posição foi atingida quando a mandíbula não oferece resistência ao movimento, pelo equilíbrio das forças musculares).

DIMENSÃO VERTICAL DE REPOUSO, DIMENSÃO VERTICAL DE OCLUSÃO E ESPAÇO FUNCIONAL LIVRE

Ao se considerar a distância entre pontos cefalométricos, também se pode medir linearmente as distâncias entre dois pontos para estabelecer as diferentes posições entre OC e abertura máxima da boca. Por exemplo, com uma régua milimetrada pode-se medir o espaço linear entre o ponto násio (crânio) e o ponto gnátio (mandíbula) e determinar a distância entre esses dois pontos cefalométricos (**Figura 1**) nas diferentes posições que a mandíbula pode assumir entre OC e abertura máxima.

Denomina-se dimensão vertical de oclusão (DVO) o intervalo entre os pontos marcados quando os dentes antagonistas estão em contato (OC), ou seja, em oclusão (**Figura 2**). Enquanto os dentes estiverem presentes, essa posição deve se manter praticamente inalterada. Entretanto, ao longo da vida, muitas vezes os pacientes perdem os dentes por vários motivos. Quando isso ocorre, eles procuram fechar ao máximo a boca para conseguir o contato entre mandíbula e maxila, fato clinicamente conhecido como perda de DVO (**Figura 3**).

A mensuração do intervalo entre os pontos marcados no paciente quando os dentes estão em RC recebe a denominação dimensão vertical de repouso (DVR) (**Figura 4**).

Deve-se notar que na DVR e na DVO os côndilos da mandíbula estão na mesma posição espacial na qual se encontravam quando em RC pois, em trajetórias com pequena abertura, o movimento dos côndilos é somente de rotação (ver a seção "Movimentos em posição central (movimentos cêntricos)", no Capítulo 4).

Por exemplo, ao fechar a porta, a folha fica em contato com o batente (porta

Capítulo 5 Relação maxilomandibular 67

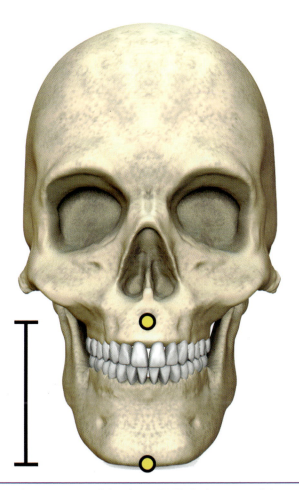

FIGURA 1 Dimensão vertical de oclusão (DVO): distância entre dois pontos, um na mandíbula e outro na maxila, quando o paciente oclui os dentes em oclusão central (OC) (*vista frontal*).

Fonte: Acervo dos autores.

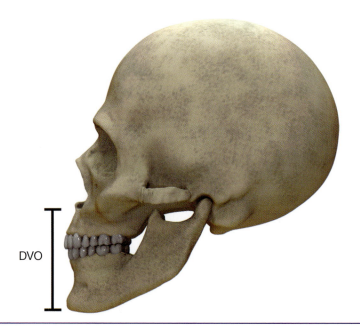

FIGURA 2 Dimensão vertical de oclusão (DVO): distância entre dois pontos, um na mandíbula e outro na maxila, quando o paciente oclui os dentes em oclusão central (*vista lateral*).

Fonte: Acervo dos autores.

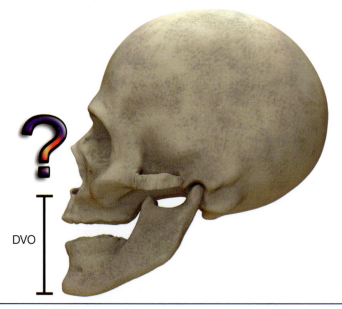

FIGURA 3 A perda dos dentes acarreta uma diminuição exacerbada da dimensão vertical, a qual deve ser restabelecida durante a reabilitação com próteses totais. DVO = dimensão vertical de oclusão.

Fonte: Acervo dos autores.

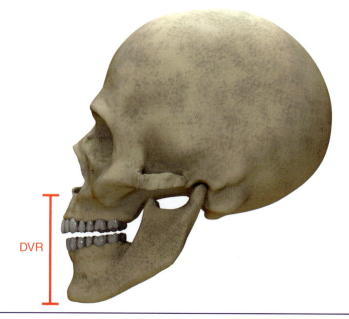

FIGURA 4 Dimensão vertical de repouso (DVR): distância entre dois pontos, um na mandíbula e outro na maxila, quando o paciente está com a boca entreaberta e os músculos mastigatórios (tanto os elevadores quanto os abaixadores da mandíbula) encontram-se em tônus muscular (posição de relação central – RC).
Fonte: Acervo dos autores.

fechada), considerada posição OC (na DVO, portanto). Ao abri-la, a folha se afasta do batente em 90°: tem-se a posição de RC (na DVR, portanto). A despeito do movimento da porta ao se abrir, é fácil entender que não houve mudança da posição espacial das dobradiças (análogos aos côndilos, neste exemplo).

Isso ocorre nos movimentos de pequena abertura da mandíbula. Se o leitor considerar em si próprio o movimento de abertura da boca, poderá perceber o fato clínico: a partir da RC, faça repetidos movimentos de abertura e fechamento da boca e com os dedos sobre as ATM sinta a movimentação dos côndilos, a qual se restringe à rotação bilateral. A partir desse momento, faça o movimento de abertura máxima e sinta como os côndilos agora transladam pelas ATM.

Definidas essas duas posições da mandíbula no plano vertical, fica fácil compreender que existe um espaço entre elas, denominado espaço funcional livre (EFL), representado na **Figura 5**. O EFL possui importância clínica considerável porque os sons se articulam por meio dele, razão de também ser chamado de espaço da pronúncia.

O EFL pode ser mensurado de forma bastante simples: basta subtrair o valor da DVO do valor numérico da DVR para obter o valor do EFL, como expresso na equação: EFL = DVR – DVO. Pode-se também alterar o sentido da equação mudando a posição dos fatores e respeitando a regra dos sinais da matemática para elaborar os dados do paciente (DVR = DVO + EFL) ou DVO = DVR – EFL).

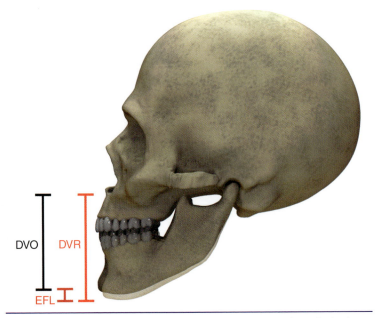

FIGURA 5 Esquema demonstrando de maneira ilustrativa a fórmula de obtenção da dimensão vertical de oclusão: DVO = DVR – EFL. DVO = dimensão vertical de oclusão; DVR = dimensão vertical de repouso; EFL = espaço funcional livre.
Fonte: Acervo dos autores.

Um estudo do início do século XX mostrou que a média numérica dos valores do EFL era de 3,3 mm, obtido após avaliação das respectivas DVR e DVO de cada paciente e conforme estabelecido na fórmula matemática. O maior valor de EFL obtido na avaliação dos pacientes foi de 10,0 mm e o menor, de 1,0 mm. Esse estudo teve grande significância na reabilitação de pacientes totalmente desdentados, pois, na ausência dos dentes, perde-se a referência da DVO (sem a OC não se pode estabelecer a DVO).

Por outro lado, conhecendo-se a posição da RC (determinada pelo equilíbrio da musculatura elevadora e abaixadora, que se mantém inalterada mesmo com ausência total dos dentes), pode-se obter o valor da DVO desejável ao paciente utilizando o valor médio do EFL (3,3 mm).

Considerando que a posição espacial dos côndilos não se modifica de RC para OC, iniciando pela RC (que não se altera), solicita-se ao paciente que eleve a mandíbula até atingir a DVO calculada matematicamente (conforme já descrito) até estabelecer a posição mandibular adequada para obter a OC, proporcionando às próteses condições funcionais para serem aceitas pelo sistema mastigatório.

Entretanto, deve-se recordar que o valor do EFL considerado é um valor médio e, como média, pode não ser adequado para todos os tipos de relação maxilomandibular, realçando a importância da comprovação clínica da DVO obtida dessa maneira, aplicando os métodos de deglutição, harmonia facial e pronúncia. O **Quadro 1** sintetiza os conceitos de RC, OC, DVO, DVR e EFL.

Quadro 1	Sinopse dos conceitos de relação central, oclusão central, dimensão vertical de repouso, dimensão vertical de oclusão e espaço funcional livre.
Conceito	**Descrição**
Relação central (RC)	Posição mandibular na qual as musculaturas abaixadora e elevadora encontram-se em equilíbrio
Oclusão central (OC)	Posição mandibular na qual os dentes antagonistas encontram-se em íntimo contato (máxima intercuspidação)
Dimensão vertical de repouso (DVR)	Medida aferida entre um ponto fixo no crânio e outro na mandíbula, quando esta se encontra em RC
Dimensão vertical de oclusão (DVO)	Medida aferida entre um ponto fixo no crânio e outro na mandíbula, quando esta se encontra em OC
Espaço funcional livre (EFL)	Diferença numérica entre DVR e DVO, a qual permite a pronúncia adequada (daí também ser chamado espaço de pronúncia)

ALGUNS CONCEITOS CLÍNICOS DE INTERESSE QUE DERIVAM DOS ENUNCIADOS

Quando se refere à oclusão adequada ou aceitável (ver o Quadro 1 do Capítulo 1), muitos dos conceitos enunciados podem ser aplicados em diversas situações clínicas.

Por exemplo, o segundo aspecto clínico a ser observado na oclusão estável é a dimensão vertical de oclusão aceitável. Quando existem dentes antagonistas em oclusão, estabelece-se a OC, embora possa ser considerada adequada ou não. Exemplo: quando o paciente não possui os dentes posteriores, os anteriores, ao se tocarem, estabelecem uma OC.

No entanto, essa posição pode ser considerada inadequada porque a mandíbula precisa exercer maior fechamento (diminui a DVO) para obter contato dentário e encerrar a oclusão. A mesma situação ocorre em outras situações clínicas (p. ex., grande desgaste por bruxismo).

O terceiro aspecto clínico a ser observado na oclusão estável é o EFL aceitável com a mandíbula em repouso, necessário para permitir fonética satisfatória, considerando que o EFL é importante para permitir a pronúncia adequada. Quando a prótese não estabelece EFL adequado (p. ex., DVO aumentada), resulta em maior dificuldade para emitir os fonemas adequadamente.

O quarto aspecto clínico a ser observado em uma oclusão estável é a relação intermaxilar estável com contatos bilaterais, proporcionando máxima intercuspidação após o fechamento a partir da posição mandibular de repouso ou retrusiva, ou seja, o movimento funcional entre RC e OC sem contatos prematuros, permitindo fechamento mandibular sem maior esforço muscular. Pequenos movimentos horizontais de RC para OC são facilmente aceitáveis pelo sistema mastigatório, embora não o sejam para desvios maiores.

O quinto aspecto clínico a ser observado em uma oclusão estável são os contatos adequadamente distribuídos em máxima intercuspidação, proporcionando forças direcionadas axialmente possíveis nos dentes posteriores, ou seja, presença de OC estável, na qual existe o máximo de contatos possível entre os dentes posteriores, direcionando o esforço oclusal para o longo eixo dos dentes.

PARA LER MAIS

1. Ash MM, Ramfjord S. Oclusão. Rio de Janeiro: Guanabara Koogan; 1996.
2. Dawson PE. Oclusão funcional – da ATM ao desenho do sorriso. São Paulo: Santos; 2008.
3. Santos JFF, Santos MBF. Oclusão em implantodontia. In: Cunha VPP, Marchini L. Prótese total implantossuportada. São Paulo: Santos; 2010.

Determinantes da oclusão

Aloísio Oro Spazzin | Jarbas Francisco Fernandes dos Santos | Mateus de Azevedo Kinalski | Mateus Bertolini Fernandes dos Santos

INTRODUÇÃO

Para entender o sistema mastigatório em funcionamento, é interessante compreender como foram estabelecidas as relações entre a mandíbula e os ossos do crânio, durante o processo de crescimento do indivíduo. As informações genéticas que dão origem ao tamanho e à forma dos nossos dentes, além dos demais componentes do sistema mastigatório, começam a imprimir características morfológicas ainda na vida embrionária. Abreviando a parte da nossa formação intrauterina, mas não deixando de considerá-la, nota-se que o recém-nascido normalmente vem ao mundo sem dentes, pois a presença de dentes no nascituro causaria grande desconforto às suas mães durante a amamentação. Todo aluno no início de sua formação acadêmica, na disciplina Anatomia, aprende que as cavidades articulares das articulações temporomandibulares (ATM) são planas nos recém-nascidos. Isso porque nesse momento da vida nós, ao sugarmos o peito materno, necessitamos única e exclusivamente de movimentos de protrusão e retrusão da mandíbula para conseguirmos a nossa sobrevivência pelo ato da amamentação. Com o passar dos meses começa a erupção dos dentes decíduos e nossa dieta começa a ser incrementada, primeiro através de sucos e raspas de frutas, passando pelas sopas, até conseguirmos aprender a mastigar e ingerir alimentos sólidos. Todo esse processo é aprendido: a criança é paulatinamente apresentada aos diversos alimentos que vão formar seu cardápio e passa a reconhecê-los através do cheiro, da aparência e da textura, ou seja, o mecanismo de dosagem de força para mastigar alimentos mais ou menos duros é aprendido desde a mais tenra idade. Todos nós, quando apresentados a algum alimento novo, instintivamente o cheiramos, cortamos em pedaços pequenos e distribuímos cuidadosamente sobre as superfícies triturantes dos dentes, apreciamos o sabor e, quando aprovamos, fazemos o "humm!" característico e partimos para as dentadas subsequentes sem nenhuma preocupação sobre como mastigá-lo.

Ao mesmo tempo que aprendemos a mastigar, as ATM vão sendo conformadas para adaptar-se às novas condições oclusais, que ocorrem com o surgimento dos dentes decíduos, substituição pelos dentes permanentes e, finalmente, pela formação completa da dentição permanente, a qual normalmente é finalizada próxima ao término do período de crescimento ósseo, por volta dos 18 anos de idade.

Assim, desde que nascemos introduzimos sistematicamente alterações morfológicas nas ATM, as quais são mais acentuadas durante o período de desenvolvimento e menos acentuadas após o crescimento ósseo. Como cirurgiões-dentistas, é nosso objetivo cuidar e manter esse sistema funcionando harmoniosamente durante toda a vida.

A Odontologia vem se ocupando disso ao longo da História e não é raro ainda hoje encontrarmos profissionais conversando sobre oclusão como se esse assunto fosse muito complicado, afirmando que somente grandes especialistas poderiam ou deveriam se aventurar nessa área.

A oclusão realmente é assunto para especialista, só que o especialista em entender oclusão é o cirurgião-dentista. Isso mesmo: o cirurgião-dentista clínico geral, o odontólogo, pois todo cirurgião-dentista passou pelas diversas disciplinas na escola e eventualmente pode optar por uma ou outra especialidade, mas todas as especialidades necessitam dos conceitos da oclusão para serem convenientemente trabalhadas.

A ideia que se estabeleceu durante décadas na Odontologia de que a oclusão é muito complicada simplesmente não se aplica, deve ser deixada de lado e devemos passar a estudá-la como fator importante para o sucesso de nossos tratamentos. O motivo pelo qual se criou tal distorção não vem ao caso, mas acreditamos que, no passado, alguns colegas tratavam a oclusão dessa forma e tornavam-na complicada exatamente para parecerem eruditos aos seus pares. Nosso intuito neste capítulo é explicar os determinantes da oclusão, fazendo analogias que possibilitem o entendimento e a aplicação desse tópico no trabalho clínico com nossos pacientes.

DETERMINANTES FIXOS E VARIÁVEIS DA OCLUSÃO

A introdução deste capítulo tratou das modificações constantes que as ATM sofrem durante o período de desenvolvimento. Agora, o objetivo é entender a importância dessas modificações. Como supracitado, ao nascer, a criança apresenta suas fossas articulares com formato plano. No entanto, os indivíduos adultos apresentam a conformação das fossas articulares com formato ogival. Esse processo deve-se ao fato de que a erupção dos dentes e a troca de dentição ao longo da infância e da juventude são capazes de promover modificações significativas no tecido ósseo craniano, que nessa fase da vida é altamente adaptável. Assim, o ato de mastigar e realizar movimentos excursivos geram tensões no tecido ósseo das ATM que, por sua vez, ocasionam um processo adaptativo das fossas articulares, até assumirem a conformação que terão na fase adulta.

Além disso, temos informações genéticas que determinam o tamanho dos dentes e consequente altura de cúspides ainda na vida intrauterina, e essas informações influenciarão a conformação das fossas articulares durante o desenvolvimento do indivíduo **(Figura 1)**.

Nessa fase da vida, portanto, a plataforma oclusal dos dentes, em constante mutação, é responsável por conformar as ATM, para que ambas (plataforma oclusal e ATM) funcionem em harmonia, permitindo a execução dos movimentos mandibulares sem sobre-esforço de qualquer estrutura do sistema mastigatório.

Já nos indivíduos adultos, com o esqueleto ósseo já completamente formado, podem-se agrupar os determinantes da oclusão em dois grupos para facilitar o entendimento do assunto: os determinantes fixos e os determinantes variáveis **(Quadro 1)**.

Os determinantes ditos fixos são assim descritos por serem configurados por detalhes anatômicos das ATM e, portanto, terem acesso clínico restrito; e os ditos variáveis estão relacionados com a cavidade bucal, na qual o cirurgião-dentista atua sistematicamente. Portanto, essa classificação é eminentemente voltada para dizer que o dentista atua nos determinantes variáveis da oclusão.

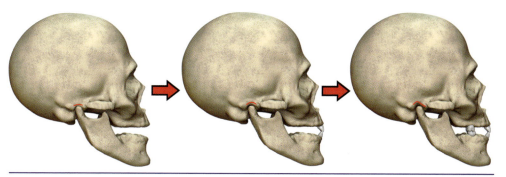

FIGURA 1 Desenho esquemático demonstrando a influência de fatores oclusais na conformação da cavidade articular durante o período de desenvolvimento.

Fonte: Acervo dos autores.

Quadro 1	Determinantes fixos e variáveis da oclusão com maior importância clínica.
Determinantes variáveis	**Descrição**
Plano oclusal	Plano formado pelas pontas de cúspides e incisais dos dentes
Curva de Spee (ou anteroposterior)	Curva anteroposterior do plano oclusal
Curva de Wilson (ou laterolateral)	Curva laterolateral do plano oclusal
Guia anterior	Inclinação da palatina dos incisivos superiores
Trespasse vertical	Distância vertical entre a incisal do incisivo superior e a incisal do incisivo inferior quando o paciente oclui
Trespasse horizontal	Distância horizontal entre a incisal do incisivo superior e a incisal do incisivo inferior quando o paciente oclui
Altura das cúspides	Altura das cúspides dos dentes posteriores
Determinantes fixos	**Descrição**
Distância intercondilar	Distância entre os côndilos direito e esquerdo da mandíbula
Ângulo de Bennett	Inclinação da parede medial da fossa mandibular em relação ao plano sagital mediano, visto no plano horizontal
Ângulo de Fischer	Inclinação da parede superior da fossa mandibular em relação ao plano sagital mediano visto no plano frontal
Guia condilar	Inclinação da eminência ou tubérculo articular

Veja que agora mudamos o conceito em relação ao período de desenvolvimento: são as ATM que determinarão a morfologia da plataforma oclusal, que agora está sendo refeita pelo cirurgião-dentista (em restaurações diretas e/ou próteses).

CORRELAÇÃO ENTRE OS DETERMINANTES FIXOS E VARIÁVEIS DA OCLUSÃO

Existem inúmeras correlações entre os fatores anatômicos das ATM (determinantes fixos) e da plataforma oclusal (determinantes variáveis) que devem ser respeitadas durante os procedimentos clínicos restauradores para a manutenção do equilíbrio do sistema de forma íntegra. No entanto, algumas delas têm maior aplicação clínica e são as que abordaremos neste capítulo.

Uma dessas correlações ocorre entre *guia incisiva* (determinante variável) e o ângulo da *guia condilar* (determinante fixo) durante o movimento protrusivo. Talvez a visualização desse conceito fique mais fácil ao observar a guia incisiva. É de fácil identificação que a borda incisal dos incisivos superiores cobre as bordas incisais dos incisivos inferiores, promovendo assim um trespasse entre ambos. Esse trespasse, quando avaliado no sentido vertical, é denominado *trespasse vertical* ou *overbite*.

Por analogia, se comparamos a uma tesoura, o trespasse vertical seria o quanto uma lâmina cruza a outra, porém, para que isso ocorra, pode-se notar que também é necessário que exista um *trespasse horizontal* ou *overjet*, pois, se não houvesse esse trespasse, uma lâmina encontraria o topo da outra, prejudicando o efeito de corte; essa condição é denominada *posição de topo a topo*.

Pode-se verificar na **Figura 2** que, nos movimentos de protrusão, o deslocamento dos côndilos nas ATM (acompanhando a inclinação da guia condilar) acompanha a trajetória da incisal dos incisivos inferiores na palatina dos superiores (guia incisiva), tornando o movimento harmônico.

Essas condições são acompanhadas pela altura das cúspides nos dentes posteriores, que devem ser compatíveis com o deslocamento vertical dos incisivos (dado pela guia incisiva), que, por sua vez, acompanha o movimento vertical dos côndilos (dado pela guia condilar).

Se agora verificarmos o deslocamento da mandíbula no sentido lateral, observaremos o contato dos caninos (superiores e inferiores) do lado de trabalho: com o início do deslocamento para lateral, a ponta da cúspide do canino inferior desliza pela palatina do canino superior e, concomitantemente, o côndilo do lado de balanceio se desloca para frente, para baixo e para medial, mantendo uma correlação entre os determinantes variáveis (dentes) com os determinantes fixos (ATM).

O determinante variável neste caso é a *guia canina* do lado de trabalho (percurso percorrido pela incisal do canino inferior na palatina do canino superior, do início do movimento de lateralidade até as pontas de cúspide se tocarem), a qual determina o movimento no sentido vertical e horizontal. Nas ATM, os determinantes responsáveis por esse movimento são principalmente a guia condilar (que será responsável principalmente por determinar o movimento vertical) e o *ângulo de Bennett* (que se refere à inclinação da parede medial da fossa mandibular e será responsável principalmente pelo movimento horizontal **(Figura 3)** do lado de balanceio.

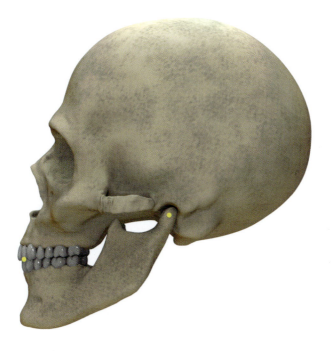

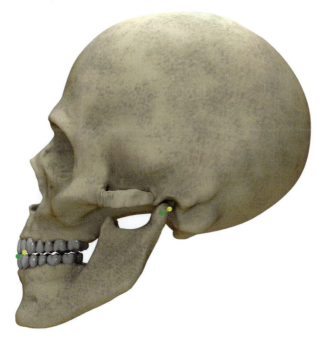

FIGURA 2 Movimento de protrusão, visto em norma lateral, no qual se pode observar que o côndilo realiza um movimento semelhante ao dos incisivos inferiores (guia incisiva).

Fonte: Acervo dos autores.

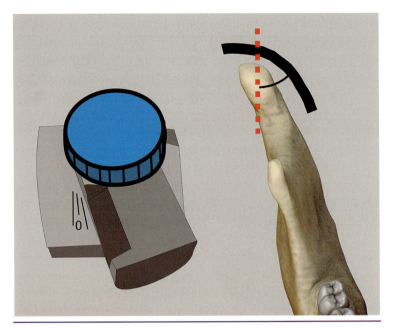

FIGURA 3 Observe a analogia entre o ângulo de Bennett e sua regulagem em um articulador semiajustável.

Fonte: Acervo dos autores.

Durante os movimentos laterais, são ainda importantes determinantes fixos o *ângulo de Fisher* **(Figura 4)**, que determina a inclinação do teto da cavidade glenoide e influencia verticalmente o movimento de saída imediata do côndilo de trabalho e, portanto, a altura de cúspides do mesmo lado; e a distância intercondilar, que influencia a inclinação dos sulcos de escape.

Como podemos perceber, existe uma correlação **(Quadro 2)** entre os determinantes fixos e variáveis da oclusão e devemos respeitar essa correlação nas nossas reabilitações para que sejam bem-sucedidas. Para tanto, não podemos simplesmente decorar o que ou quais são os determinantes da oclusão, e sim entender como cada um deles atua no sistema e, quando estivermos atuando clinicamente, respeitá-los.

CONSIDERAÇÕES FINAIS

Tendo entendido essas relações fica muito fácil compreender por que no passado os dentistas criaram um dispositivo mecânico para reproduzir os movimentos da mandíbula com o intuito de facilitar a confecção de peças protéticas. Por incrível que pareça, não foi para dificultar as nossas vidas que esses colegas criaram os articuladores, instrumentos que visam ser única e exclusivamente facilitadores da visualização das relações entre a maxila e a mandíbula, e que serão abordados no próximo capítulo.

Capítulo 6 — Determinantes da oclusão — 79

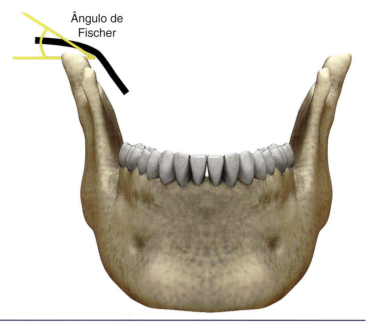

FIGURA 4 Ângulo de Fisher, que corresponde à inclinação da parede superior da cavidade glenoide.
Fonte: Acervo dos autores.

Quadro 2 Correlação entre determinantes fixos passíveis de serem ajustados em articuladores semiajustáveis e os determinantes variáveis da oclusão.*

Determinantes fixos	Determinantes variáveis	Correlação
Guia condilar	Guia incisiva	Quanto mais acentuada a guia condilar, mais acentuada a guia incisiva
Guia condilar	Altura de cúspides	Quanto mais acentuada a guia condilar, maior pode ser a altura de cúspides
Ângulo de Bennett	Altura de cúspides	Quanto mais acentuado o ângulo de Bennett, menor a altura de cúspides
Ângulo de Bennett	Guia canina	Quanto maior o ângulo de Bennett, menos acentuada deve ser a guia canina
Guia condilar	Guia canina	Quanto mais acentuada a guia condilar, mais acentuada a guia canina
Distância intercondilar	Inclinação dos sulcos de escape	Quanto maior a distância condilar, maior o ângulo formado pelos trajetos de trabalho e balanceio

* Observe que aqui se considera a situação padrão na qual os determinantes fixos foram regulados no articulador e os determinantes variáveis serão estabelecidos em uma prótese utilizando os determinantes fixos como referência, de modo a tornar a futura prótese compatível com os movimentos mandibulares do paciente.

PARA LER MAIS

1. Ash MM, Nelson SJ. Wheeler's dental anatomy, physiology, and occlusion. Philadelphia: Saunders; 2003.
2. Dawson PE. Oclusão funcional – da ATM ao desenho do sorriso. São Paulo: Santos; 2008.
3. McNeill C. Ciência e prática da oclusão. São Paulo: Quintessence; 2000.
4. Okeson JP. Tratamento das desordens temporomandibulares e oclusão. Rio de Janeiro: Elsevier; 2008. p. 21-46.

Articuladores 7

Ataís Bacchi | Mateus de Azevedo Kinalski | Jarbas Francisco Fernandes dos Santos | Mateus Bertolini Fernandes dos Santos | Rafael Leonardo Xediek Consani

CONCEITO

Como considerado no Capítulo 6, as relações entre maxila e mandíbula devem manter reciprocidade durante as funções do sistema mastigatório para estabelecer funções harmoniosas e permitir que a mandíbula possa se movimentar nos diversos planos durante as ações específicas de mastigação, fonação e deglutição.

Ao longo da vida ocorrem alterações morfofuncionais tanto nos dentes quanto nas articulações temporomandibulares (ATM). O sistema mastigatório se adapta a essas alterações para manter uma função satisfatória ao longo dos anos.

Entretanto, sabe-se também que podem ocorrer modificações indesejadas no sistema mastigatório dos pacientes, as quais promovem alterações na função clínica. Em indivíduos com 10 anos de idade, a despeito do emprego dos procedimentos advindos da Odontologia preventiva, encontra-se crianças com cárie em estágio avançado e possível falta de dentes, o que provocaria alterações significativas na plataforma oclusal. Essas alterações, quando não tratadas adequadamente, podem causar danos nas ATM e originar sinais e sintomas das disfunções temporomandibulares (DTM).

Essa ocorrência clínica pode ser facilmente diagnosticada pelo fato de ser casuística comum em consultório odontológico. Durante a prática clínica, preparos de cavidades em dentes com lesões cariosas são restaurados e conferidos quando ao estabelecimento correto da oclusão por meio de movimentos mandibulares de abertura e fechamento (cêntrica), assim como de protrusão e lateralidade (excêntrica) para adequar a restauração ao sistema mastigatório. Entretanto, quando ocorrem maiores desajustes ou há falta de um ou mais dentes, o procedimento clínico de reparo torna-se mais complexo pois envolve várias ações simultâneas e até mesmo a situação extrema de confeccionar próteses totais mucossuportadas pela dificuldade clínica de restabelecer a oclusão de forma correta e permanente, evitando contatos prematuros que interferem na estabilidade e retenção.

Por essa razão, no passado surgiu a técnica de obter o relacionamento dos arcos dentais com *dispositivo mecânico* que pudesse reproduzir fora da boca as relações entre maxila e mandíbula, permitindo melhor visualização das relações estabelecidas.

Esse conceito foi atribuído aos articuladores e deve ser considerado pelo leitor deste texto.

HISTÓRICO

Em 1711, o alemão Matthias Purmann, da cidade de Breslau (Alemanha), foi o primeiro autor a descrever os procedimentos de moldagem com cera para a confecção de prótese total, sendo o evento mais importante da Odontologia do século XVIII. Posteriormente, em 1756, Phillip Pfaff, outro dentista alemão da cidade de Berlim (dentista de Frederico, o Grande), procurou articular modelos de gesso para a execução de trabalhos protéticos. Apesar da dificuldade encontrada para obter êxito, uma vez que os conceitos de fisiologia do sistema estomatognático eram inexistentes na época, o autor usou o método empírico (tentativa e erro). Com o passar dos anos, outros dentistas desenvolveram outros dispositivos com a mesma finalidade e, em 1771, o dentista inglês John Hunter descreveu a oclusão no livro *The natural history of the human teeth*, afirmando que cada maxilar apresenta a forma elíptica.

Em 1805, o francês Jean B. Gariot idealizou o primeiro aparelho para articular os modelos de gesso. Entretanto, o aparelho só realizava movimentos de abertura e fechamento arbitrários. O arco facial para registro da distância intercondilar e posicionamento da maxila em relação à base do crânio é atribuído ao dentista americano George B. Snow, em 1906.

Em 1910, o dentista suíço Alfred Gysi patenteou um articulador ajustável que reproduzia parte significativa dos movimentos mandibulares, sendo um dos primeiros articuladores a possuir o pino-guia incisal. O articulador reproduzia todas as condições extraorais das ATM dos desdentados totais para determinar o arco gótico indicando a relação cêntrica, sendo, portanto, considerado um articulador totalmente ajustável. Entretanto, existiam certas dificuldades para o operador registrar as condições das ATM no dispositivo.

Outros trabalhos registram a história das dificuldades que os pesquisadores do passado tiveram para obter o articulador disponível atualmente. Assim, a partir de um dispositivo simples que reproduzia arbitrariamente os movimentos de abertura e fechamento da mandíbula, a Odontologia desenvolveu articuladores sofisticados que, associados aos pantógrafos, conseguem registrar com precisão os determinantes fixos da oclusão, visando à reconstrução da plataforma oclusal nas reabilitações protéticas.

Entretanto, preconiza-se o emprego de articulador semiajustável (ASA) na rotina clínica diária como dispositivo intermediário aos anteriormente descritos, o qual consegue reproduzir as condições clínicas satisfatórias com registros de valores médios dos determinantes fixos da oclusão. Nota-se que a opção pelo uso do ASA decorre da dificuldade de obter registros confiáveis nos articuladores totalmente ajustáveis. Por analogia, pode-se entender que seria mais fácil para a maioria dos motoristas dirigir um automóvel popular do que um carro de Fórmula 1, acreditando que o "fusquinha" seria melhor que a Ferrari.

CLASSIFICAÇÃO DOS ARTICULADORES

Como descrito anteriormente, os primeiros articuladores foram formulados de acordo com a capacidade de reproduzir os movimentos da mandíbula:

- **Articuladores totalmente ajustáveis:** articuladores que permitem a regulagem milimétrica dos ângulos de Bennett e Fisher, guia condilar e distância intercondilar.
- **Articuladores semiajustáveis:** dispositivos que permitem a regulagem dos valores médios dos ângulos de Bennett, da guia condilar e da distância intercondilar.
- **Articuladores não ajustáveis:** não permitem a regulagem dos ângulos, somente os movimentos de abertura e fechamento (charneiras).

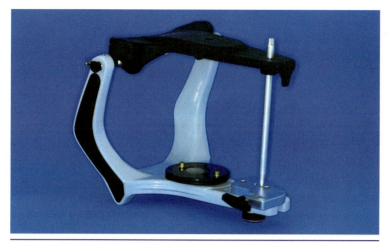

FIGURA 1 Articulador semiajustável. Nesta imagem, podem ser observados os ramos superior e inferior.
Fonte: Acervo dos autores.

Outros autores classificaram os articuladores de acordo com a disposição espacial da *caixa articular* (componente do articulador que reproduz a fossa articular). Quando a caixa articular está situada no ramo superior do dispositivo, o articulador é considerado Arcon e quando se encontra no ramo inferior do articulador, não Arcon. A sigla Arcon deve ser entendida como a combinação de AR (articulação) e CON (condilar). Portanto, o dispositivo que reproduz a fossa articular no ramo superior e o pilar condilar no ramo inferior recebe a denominação Arcon.

COMPONENTES DOS ARTICULADORES SEMIAJUSTÁVEIS

Os articuladores semiajustáveis mais utilizados atualmente pelos cirurgiões-dentistas no Brasil são do tipo Arcon. Existem pelo menos três marcas comerciais desse tipo de articulador disponíveis no mercado. Esses dispositivos são compostos basicamente por dois ramos, sendo um superior e outro inferior, podendo ser separados um do outro **(Figura 1)**.

O ramo superior possui uma haste em "T" com um dispositivo em cada extremidade do braço horizontal, denominado *caixa articular*, que visa reproduzir as fossas articulares. Note que a fossa mandibular *in vivo* tem um formato ogival (Figura 1 do Capítulo 2) e nos articuladores a caixa articular é reta. Desse modo, reproduzem-se somente os pontos inicial e final da trajetória condilar durante os movimentos, sem reproduzir adequadamente o movimento propriamente dito. No braço horizontal do ramo superior estão colocadas as caixas articulares (direita e esquerda), possibilitando registrar as variações das distâncias entre elas com espaçadores que ajustam medianamente a distância intercondilar do paciente. Se o espaçador não for utilizado, tem-se o registro da menor distância possível entre as duas caixas articulares, enquanto um espaçador de cada lado registra a distância média e dois espaçadores de cada lado conferem a maior distância intercondilar. Entretanto, é necessário observar o equilíbrio na posição dos espaçadores para não deslocar a haste vertical do ramo para um dos lados, introduzindo erro na montagem e causando consequente falha no uso do articulador.

O sistema de encaixe das caixas articulares ao corpo do ramo superior é feito com pino de diâmetro compatível com o orifício existente nos espaçadores, permitindo que a caixa articular gire em torno de seu eixo. Existe um parafuso de cada lado na parte de cima do ramo para travar o movimento de rotação em torno do eixo e esse procedimento permite regular a inclinação da guia condilar do articulador **(Figura 2)**.

Os valores são registrados em uma escala milimétrica disposta na lateral das caixas articulares. Na porção mais externa da caixa articular existe um batoque (orifício) na qual se encaixa a ogiva (aurícula) do arco facial, durante a montagem do modelo superior.

Na parte superior das caixas articulares existe um parafuso que fixa a aleta móvel contendo uma escala em graus para marcação da angulação desta com o plano sagital. A aleta permite a regulagem do ângulo de Bennett.

Na parte anterior do ramo superior existe um orifício pelo qual passa o pino-guia incisal, que, quando na posição zero, mantém o paralelismo entre os ramos superior e inferior do articulador.

Os componentes do ramo inferior também apresentam a forma de T. Nos braços horizontais direito e esquerdo existem três perfurações equidistantes com roscas que configuram a posição do pino condilar nas respectivas posições das distâncias intercondilares (pequena, média ou grande), em conformidade com os espaçadores no ramo superior. Na parte anterior do ramo inferior fica a mesa incisal na qual se apoia o pino-guia incisal, mantendo o paralelismo entre os ramos.

Recentemente os articuladores com padrão fixo de guia condilar (30°), ângulo de Bennett (15°) e distância intercondilar (média) passaram a estar disponíveis comercialmente, propondo facilitar o emprego do dispositivo e evitar alterações indesejáveis na configuração das medidas **(Figura 1)**.

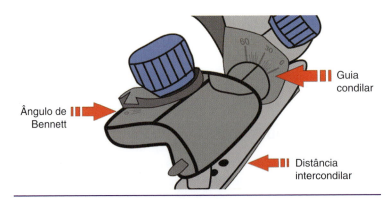

FIGURA 2 Desenho esquemático da região das caixas condilares de um articulador semiajustável, no qual podem-se observar os locais para regulagem da guia condilar, o ângulo de Bennett e a distância intercondilar.

Fonte: Acervo dos autores.

O *arco facial* é um dispositivo que visa obter a posição da maxila em relação à base do crânio e transferi-la para o ramo superior do articulador, permitindo reproduzir os movimentos mandibulares em conformidade com cada paciente. Esse dispositivo também possibilita a aferição da distância intercondilar. Nos arcos faciais dos articuladores semiajustáveis, a distância intercondilar é dividida em pequena, média e grande. A distância intercondilar indicará o número de espaçadores a serem utilizados no ramo superior do articulador e a consequente posição dos pinos condilares do ramo inferior.

O arco facial é composto de dois semiarcos sobrepostos na região anterior e conectados por um parafuso que permite a aproximação e o distanciamento das extremidades opostas, com uma trave horizontal próxima da região anterior reforçando o dispositivo. Em cada extremidade existe um dispositivo de acrílico (oliva) que se aloja nos meatos acústicos externo direito e esquerdo do paciente. Assim, quando posicionados, determinam a média da distância entre os côndilos. Esses valores são registrados na região anterior do arco facial na qual está o parafuso travando os semiarcos e no qual se encontram indicados os registros P, M e G para a regulagem da distância intercondilar.

Durante a tomada das medições com o arco facial, é necessário registrar um terceiro ponto, para que esse dispositivo seja posicionado paralelo aos forames infraorbitários (quando observado no plano frontal) e ao plano de Camper (quando observado pelo plano sagital). Para isso, existe um dispositivo no arco facial posicionado na trave horizontal, o relator násio, que auxilia o posicionamento correto do arco facial.

O último componente dos arcos faciais, denominado *forquilha*, é a peça que de fato registra a posição do arco superior no paciente para ser transferido ao modelo da arcada. Os componentes do arco facial estão demonstrados na **Figura 3**.

Com o desenvolvimento de articuladores que possuem distâncias intercondilares fixas, foram projetados arcos faciais com menos funções e maior facilidade de individualização, como o arco facial com parafuso único de aperto da forquilha e ausência

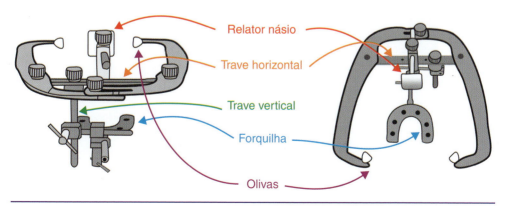

FIGURA 3 Arco facial visto pelo plano frontal (*à esquerda*) e superior (*à direita*), com seus componentes montados.

Fonte: Acervo dos autores.

de trave vertical. Além disso, para pacientes totalmente desdentados foi desenvolvida a mesa de Camper com inclinação média de 15° para otimizar o processo de montagem do modelo superior e substituir o arco facial **(Figura 4)**.

ARTICULADOR E ARCO FACIAL: USAR OU NÃO USAR?

Atualmente, os articuladores semiajustáveis com arco facial ainda são amplamente indicados nas faculdades de Odontologia do Brasil, principalmente com reabilitações protéticas e/ou análises oclusais, porém são menos utilizados nos consultórios particulares.

Muitos profissionais não empregam o arco facial e outras vezes nem o próprio articulador. Quando arguidos, respondem que: "Não uso articulador nem arco facial e minhas próteses ficam corretas" ou "Quando usava tinha de fazer mais ajustes do que quando não usava".

Neste momento, pode-se refletir: o que seria a prótese "dar certo"?

O sucesso de reabilitações protéticas envolve diversos aspectos, todos com grande importância: promover satisfação ao paciente nos aspectos relativos a adaptação, retenção, estética, fonética, conforto e segurança psicológica.

A não utilização do articulador não implica necessariamente insucesso total dos procedimentos reabilitadores. Convém lembrar que, sem o devido conhecimento e manejo adequado, tanto o articulador quanto o arco facial tornam-se instrumentos passíveis de erros. É importante salientar também que a necessidade de tais equipamentos pode variar de acordo com o tipo de reabilitação a ser realizada. Pode-se indicar a confecção

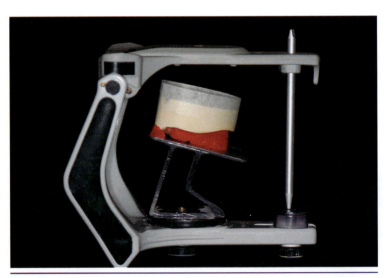

FIGURA 4 Mesa de Camper sendo utilizada para a montagem do modelo superior no articulador.

Fonte: Acervo dos autores.

de uma coroa unitária utilizando um articulador não ajustável (charneira), com modelos montados em máxima intercuspidação habitual. Entretanto, quanto maior a complexidade da reabilitação, menores são as referências, tanto oclusais quanto de tamanho e posição dos dentes, o que pode acarretar maior número e quantidade de ajustes durante a prova e instalação das próteses.

Com relação ao uso do arco facial, alguns estudos têm demonstrado que o arco facial é dispensável e os modelos podem ser montados com o plano oclusal paralelo ao solo. Existem ainda mesas de montagem pré-fabricadas que se encaixam nos articuladores e proporcionam inclinação anteroposterior média aos modelos nela montados.

 PARA LER MAIS

1. Mezzomo E. Prótese parcial fixa – Manual de procedimentos. São Paulo: Santos; 2001. p. 191-216.
2. Shillingburg HT. Fundamentos de prótese fixa. São Paulo: Quintessence; 2007. p. 21-8.
3. Starcke EN, Engelmeier RL, Belles DM. The history of articulators: the "articulator wars" phenomenon with some circumstances leading up to it. J Prosthodont. 2010;19:321-33.

8 Bruxismo

Leonardo Marchini | Adriana Mathias Pereira da Silva Marchini | Mateus Bertolini Fernandes dos Santos

INTRODUÇÃO

O bruxismo é caracterizado por uma atividade repetitiva da musculatura mastigatória bastante conhecida e estudada por ocorrer durante o sono (denominado *bruxismo do sono* – BS), fazendo com que o portador, adormecido, ranja e/ou aperte os dentes inferiores contra os superiores. Atualmente, o BS é diferenciado do apertamento dentário que ocorre com o paciente acordado (denominado *bruxismo em vigília* – BV).

BRUXISMO DO SONO

Etiologia do bruxismo do sono

As consequências do bruxismo do sono (BS) para o sistema mastigatório são muitas e bastante importantes (alguns exemplos podem ser vistos no **Quadro 1**), e decorrem de o BS permitir o contato direto entre as superfícies dentárias em atrição por longos períodos, fato que não ocorre durante a mastigação; além, é claro, da hiperatividade muscular, uma vez que a musculatura mastigatória é solicitada de forma muito mais intensa e por períodos mais longos nos pacientes com BS. A etiologia do BS ainda é desconhecida, razão pela qual não há cura para essa alteração; e a terapia mais comum consiste em gerenciá-la, prevenindo danos às estruturas do sistema mastigatório.

Em decorrência do impacto que o BS tem sobre o sistema mastigatório, bem como da incidência elevada dessa alteração em vários grupos populacionais, há crescente interesse da Odontologia em estudar e compreender melhor o BS. Assim, aspectos de interesse clínico serão discutidos neste capítulo, com base no conhecimento atual sobre o BS.

Quadro 1	Alterações do sistema mastigatório frequentemente encontradas em pacientes com bruxismo do sono.*

- Desgastes das superfícies incisais e oclusais
- Fraturas de dentes
- Fraturas de restaurações
- Abfrações
- Hipertrofia muscular
- Hipertrofia óssea (exostoses)
- Mobilidade dentária
- Língua edentada
- Linha alba na mucosa jugal

*Em razão da variabilidade de características clínicas apresentadas pelo bruxismo do sono em diferentes indivíduos, bem como em um mesmo indivíduo em diferentes períodos, nem todas as alterações relatadas neste quadro são encontradas em todos os pacientes. Além disso, deve-se considerar que essas alterações podem estar presentes em diferentes magnitudes.

Evidências recentes apontam que o BS parece ser regulado pelo sistema nervoso central (SNC). Mais especificamente, alterações neurofisiológicas que ocorrem durante o sono têm recebido maior atenção como possíveis causas para o BS.

Historicamente, as principais explicações para as causas do bruxismo foram inicialmente de origem mecânica, como contatos dentais prematuros, os quais seriam responsáveis pelo ranger, que ocorreria para eliminar o contato prematuro. Atualmente acredita-se que os contatos prematuros e a má oclusão parecem não exercer papel importante na gênese do BS.

Posteriormente, o foco das atenções passou a ser relacionado com os fatores psicológicos, como o estresse e alterações psicoemocionais, os quais induziriam ao bruxismo durante o sono. No entanto, as alterações psicoemocionais parecem estar mais relacionadas com o apertamento durante a vigília e menos com o BS. Com o recente advento dos laboratórios do sono, nos quais os pacientes são acompanhados durante todo seu período de sono e diversos parâmetros fisiológicos são cuidadosamente monitorados, os estudos mais recentes têm apontado para a correlação entre o bruxismo e fenômenos neurofisiológicos que ocorrem durante o sono, como os microdespertares.

Também é preciso considerar que o BS pode ter causas secundárias que podem predispor ou exacerbar o comportamento bruxista. Dessa forma, distúrbios (como o refluxo gastroesofágico e a síndrome da apneia obstrutiva do sono), medicações (como algumas utilizadas em psiquiatria) ou condições ligadas ao estilo de vida (como abuso de álcool, cigarro e cafeína) são fatores que têm sido associados a um maior risco de BS e que, portanto, precisam ser investigados durante a anamnese.

Diagnóstico e características clínicas do bruxismo do sono

A polissonografia com controle eletromiográfico do músculo masseter vem sendo considerada o padrão-ouro para o diagnóstico do BS. Além do eletromiograma do músculo masseter, gravações audiovisuais do sono também são úteis para a identificação do padrão do BS e de eventos associados.

No entanto, a polissonografia ainda não faz parte do contexto do atendimento de saúde de todos os pacientes, já que é um exame que requer equipamento especializado, sendo geralmente realizado em centros de medicina do sono. Dessa forma, o diagnóstico do bruxismo muitas vezes é realizado clinicamente, com base nos achados clínicos e na anamnese do paciente.

Os achados clínicos mais comuns foram listados no **Quadro 1** e incluem principalmente o desgaste dos dentes coincidentes com seus antagonistas nos movimentos excursivos **(Figura 1)**.

No entanto, esse fator, se analisado de forma isolada, não pode ser usado como único aspecto para diagnóstico do bruxismo, uma vez que a presença de facetas de desgaste dos dentes pode se dar por vários fatores **(Figura 2)**, como a erosão causada por alimentos ácidos, e normalmente tem etiologia multifatorial. Além disso, deve ser considerado que o desgaste dentário é uma alteração permanente. Portanto, em alguns pacientes, o desgaste pode ter ocorrido no passado, mas pode não estar ocorrendo no presente.

Também é importante observar se o desgaste dental está associado a outros sinais clínicos que sugiram BS, como linha alba na jugal **(Figura 3)**, língua edentada **(Figura 3)**, hipertrofia ou dor na região dos masseteres etc.

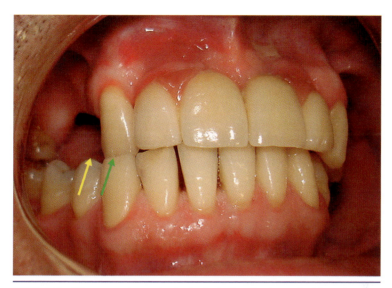

FIGURA 1 Observe o desgaste das incisais dos dentes, coincidentes com o contato entre os antagonistas (*seta verde*). Observe a ausência de desgaste no dente que não apresenta antagonista (*seta amarela*).

Fonte: Acervo dos autores.

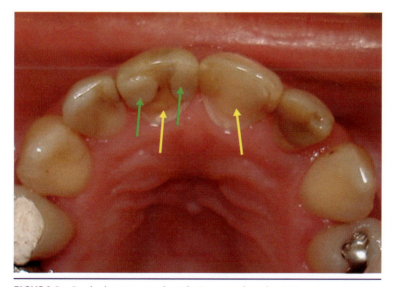

FIGURA 2 Perda da estrutura dental não causada pelo atrito entre antagonistas. As setas amarelas indicam as regiões nas quais houve perda de estrutura; já as setas verdes indicam restaurações, que não sofreram qualquer perda, indicando que a perda dentária pode ter sido causada por agentes químicos.

Fonte: Acervo dos autores.

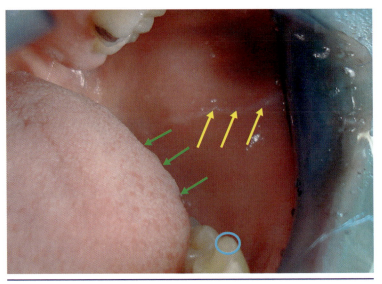

FIGURA 3 Setas amarelas: linha alba na mucosa jugal, que corresponde a uma área de hiperqueratinização da mucosa causada pelo atrito com as superfícies dentárias durante o ranger. Setas verdes: endentações da língua, também causadas pelo atrito com as superfícies dentárias. No círculo azul, uma incisal com nítido desgaste. Alguns autores relatam que a presença destas três alterações simultaneamente é forte indicativo de bruxismo.

Fonte: Acervo dos autores.

Alguns pacientes com BS podem se queixar de dores de cabeça e/ou dores orofaciais, especialmente pela manhã. É importante salientar que nem todo paciente com BS tem dores de cabeça ou dores orofaciais e que essas dores podem ter outras origens. No entanto, é importante que o dentista esteja ciente dessa possibilidade.

De maneira geral, considera-se que um possível diagnóstico pode ser obtido quando se têm apenas dados da anamnese compatíveis com o BS (relato do paciente ou do parceiro de que o indivíduo range os dentes durante o sono). Um provável diagnóstico pode ser obtido quando o dentista observa sinais clínicos compatíveis com BS (com ou sem relatos positivos na anamnese). Um diagnóstico definitivo é obtido quando um exame mais específico (como a polissonografia, de preferência com gravações audiovisuais) fornece um resultado positivo para o BS (com ou sem relatos positivos na anamnese e/ou sinais clínicos compatíveis com BS).

Com o aumento do interesse dos cirurgiões-dentistas pelo bruxismo e o consequente aumento da demanda por polissonografias para a avaliação dessa alteração, é de se supor que também haja um aumento na oferta desse serviço, o que poderá permitir, no futuro, o uso mais intenso dessa ferramenta para auxiliar na detecção do BS.

As avaliações polissonográficas permitiram observar que os padrões de contração do BS diferem dos que ocorrem durante a mastigação, uma vez que são mais frequentes, mais intensos e ocorrem pela ativação conjunta da musculatura elevadora e abaixadora (ambas se contraem simultaneamente), ao contrário do que ocorre durante a função mastigatória, na qual ocorre uma alternância entre a ativação das musculaturas abaixadora e elevadora (a elevadora contrai enquanto a abaixadora relaxa e vice-versa).

Desse modo, as forças que ocorrem durante o BS na plataforma oclusal excedem as realizadas durante a função mastigatória normal, causando fraturas e/ou desgastes que provavelmente não ocorreriam em condições de funcionamento normais do sistema mastigatório **(Figuras 4 a 9)**.

O BS não ocorre com a mesma intensidade durante toda a vida do indivíduo. Pelo contrário, caracteriza-se por apresentar períodos de exacerbação e remissão, com padrão irregular de intensidade durante a vida do paciente. No entanto, há casos em que a ocorrência é frequente e intensa, podendo causar desgastes dentais graves **(Figura 10)**, principalmente se associado a outros fatores que predispõem o dente ao desgaste.

Com relação à idade, o BS ocorre frequentemente em crianças, nas quais normalmente não causa sintomas e tem pouca relevância clínica, uma vez que tende a ter remissão espontânea e não deixar sequelas no sistema mastigatório. Recentemente, o BS em crianças tem sido relacionado com outras ocorrências durante o sono, como a apneia. A incidência tende a decair com o avançar da idade, sendo menos frequente em idosos. Uma revisão da literatura sobre o assunto concluiu que, entre adultos, a prevalência de BS variou de 1 a 15% e a prevalência em crianças e adolescentes foi de 3 a 49%.

Gerenciamento do bruxismo do sono

É importante notar que o BS (por si só) não requer tratamento. O tratamento é necessário

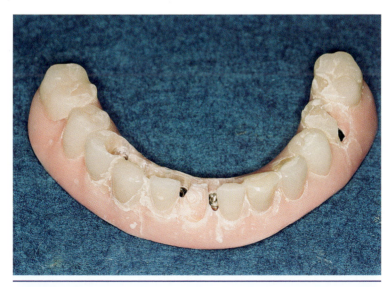

FIGURA 4 Prótese total implantossuportada recente, realizada para paciente com bruxismo que sofreu várias fraturas de revestimento estético em poucas semanas.
Fonte: Acervo dos autores.

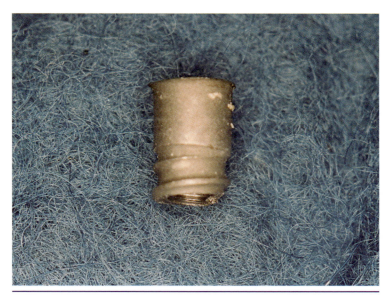

FIGURA 5   Fratura do implante no paciente da Figura 4.
Fonte: Acervo dos autores.

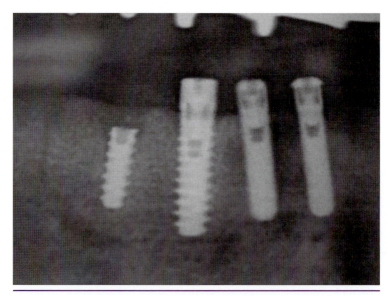

FIGURA 6   Radiografia mostrando a fratura do implante da Figura 5.
Fonte: Acervo dos autores.

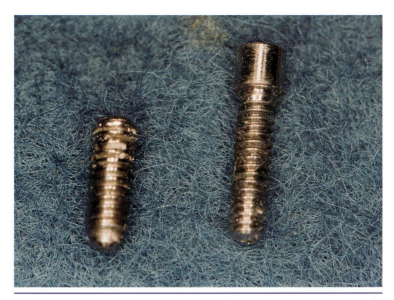

FIGURA 7 No parafuso da esquerda, nova fratura no mesmo paciente, agora do parafuso de fixação (compare com o parafuso da direita, íntegro).

Fonte: Acervo dos autores.

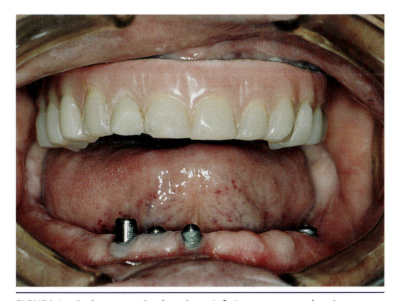

FIGURA 8 Após a remoção da prótese inferior, para novo planejamento, o paciente permaneceu apenas com a prótese implantossuportada superior. Observe o desgaste nas incisais.

Fonte: Acervo dos autores.

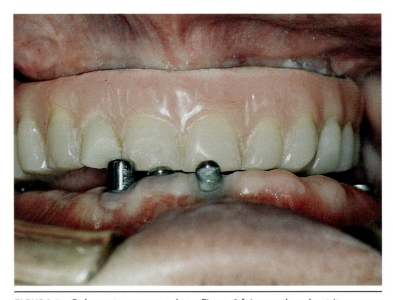

FIGURA 9 O desgaste apresentado na Figura 8 foi causado pelo atrito com os cicatrizadores, durante o sono.

Fonte: Acervo dos autores.

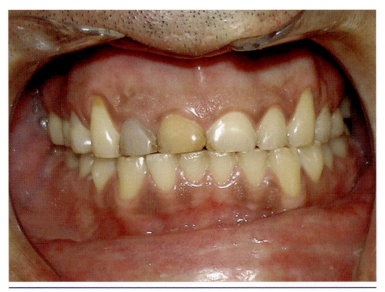

FIGURA 10 Paciente com extenso desgaste causado pelo bruxismo do sono, resultando em importante encurtamento da altura das coroas.

Fonte: Acervo dos autores.

quando acontecem problemas em decorrência dessa parafunção. Também deve ser ressaltado que não há tratamento definitivo para o BS, cabendo ao cirurgião-dentista diagnosticar sua ocorrência e gerenciar suas consequências. O gerenciamento das consequências do BS envolve a orientação do paciente quanto à natureza da parafunção, suas características, suas consequências para o sistema mastigatório e formas de minimizá-las. A orientação do paciente é importante para que o indivíduo possa compreender a natureza do BS e, dessa forma, auxiliar no gerenciamento de suas consequências para o sistema mastigatório.

A forma mais comum de gerenciamento é mediante o uso de placas oclusais, cujas confecção e aplicação serão detalhadas em outro capítulo. A função da placa oclusal nos pacientes com bruxismo não é tratá-lo. O objetivo é evitar o desgaste dos dentes, protegendo-os, e/ou promovendo reabilitações protéticas. Quando esse desgaste já ocorreu de forma intensa **(Figuras 11 e 12)**, e o cirurgião-dentista é chamado a intervir nesse paciente para promover reabilitação oral, é necessário não apenas repor a dimensão vertical de oclusão por meios artificiais **(Figuras 13 a 19)**, mas também proteger a reabilitação final do bruxismo, que pode continuar a acontecer **(Figura 20)**.

É muito frequente a pergunta "Por quanto tempo o paciente deverá utilizar a placa nos casos de bruxismo?" e a resposta é "Depende". Depende, principalmente, do acompanhamento de cada paciente pelo cirurgião-dentista. Como já foi discutido, o BS pode ter períodos de exacerbação e remissão. Durante a vigência do BS, o paciente deve usar a placa sempre que for dormir, mas não precisa utilizá-la nos períodos de remissão. Como saber quando há

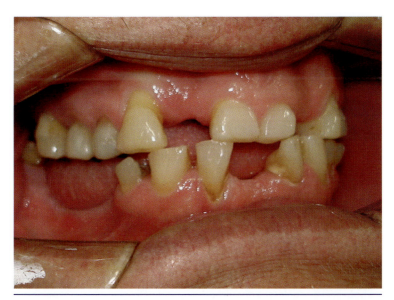

FIGURA 11 Paciente com extensas perdas dentárias associadas ao desgaste acentuado, com histórico de ranger os dentes enquanto dorme (bruxismo do sono). Aspecto lateral direito.

Fonte: Acervo dos autores.

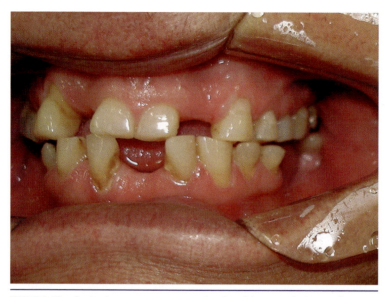

FIGURA 12 Paciente com extensas perdas dentárias associadas ao desgaste acentuado, com histórico de ranger os dentes enquanto dorme (bruxismo do sono). Aspecto lateral esquerdo.

Fonte: Acervo dos autores.

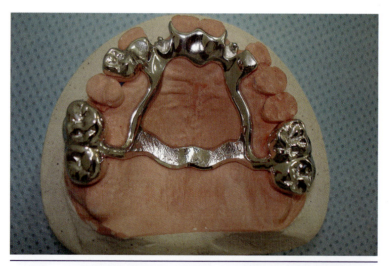

FIGURA 13 Estrutura metálica em cobalto-cromo para prótese parcial removível superior, confeccionada para a paciente das Figuras 11 e 12, após preparo de boca inicial e confecção dos nichos para apoio. Observe os macroapoios que cobrem as oclusais dos dentes posteriores que apresentam contato com seus antagonistas, para restabelecer a dimensão vertical de oclusão (DVO) perdida pelo desgaste, associado à perda de dentes.

Fonte: Acervo dos autores.

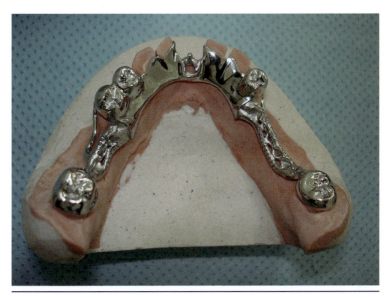

FIGURA 14 Estrutura metálica em cobalto-cromo para prótese parcial removível inferior, antagonista à apresentada na Figura 13, com as mesmas características oclusais.

Fonte: Acervo dos autores.

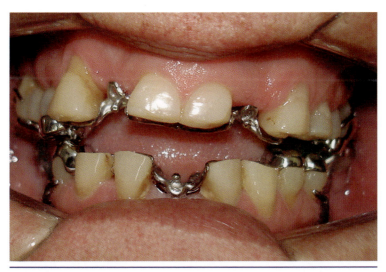

FIGURA 15 Prova das estruturas metálicas na boca da paciente, restabelecendo a DVO (dimensão vertical de oclusão) perdida pelo desgaste associado à perda de dentes.

Fonte: Acervo dos autores.

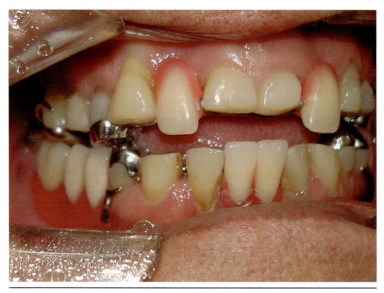

FIGURA 16 Montagem dos dentes artificiais, aspecto lateral direito. Observe o restabelecimento de contatos dentários posteriores e da altura dos dentes anteriores.
Fonte: Acervo dos autores.

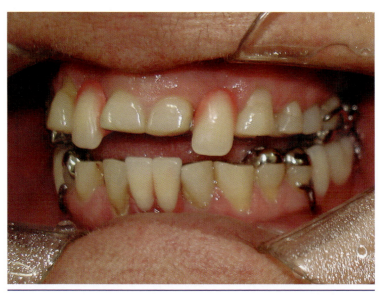

FIGURA 17 Montagem dos dentes artificiais, aspecto lateral esquerdo.
Fonte: Acervo dos autores.

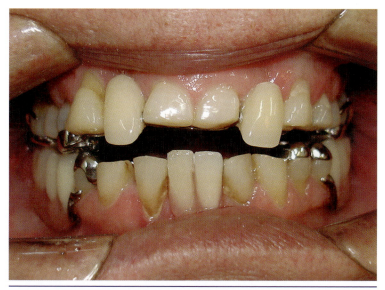

FIGURA 18 Próteses polimerizadas, aspecto frontal.
Fonte: Acervo dos autores.

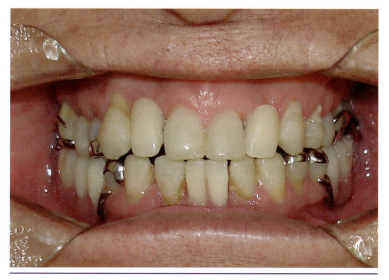

FIGURA 19 Complementação da altura das coroas remanescentes com resina composta fotopolimerizável, finalizando os contatos oclusais e corrigindo a altura das coroas, recompondo a estética. No entanto, se não forem protegidas da ação do bruxismo, as restaurações não terão longevidade.
Fonte: Acervo dos autores.

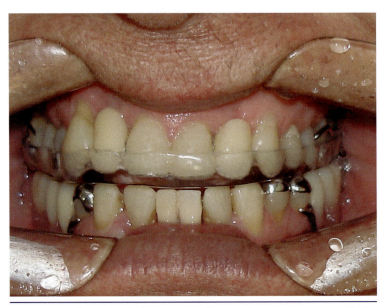

FIGURA 20 Placa oclusal, neste caso confeccionada apenas para proteção duradoura das restaurações contra o bruxismo. A paciente deve, portanto, usar a placa sempre que for dormir, já que no diagnóstico foi constatado que o hábito de ranger os dentes ocorria durante o período do sono.
Fonte: Acervo dos autores.

exacerbação e remissão? O paciente deve ser orientado a acompanhar seu sono (um parceiro de cama ou quarto pode fazer isso facilmente) e alertá-lo quando o BS estiver ocorrendo. Há pacientes que percebem outros sinais clínicos, como dores de cabeça ou dores na musculatura mastigatória após o sono. Com essas informações, associadas ao exame clínico e acompanhamento do paciente, o cirurgião-dentista pode fazer um gerenciamento adequado, minimizando as consequências do BS e utilizando os recursos terapêuticos de modo mais apropriado para cada paciente. Isso deve ser realizado dentro de uma perspectiva de individualização da terapia para cada indivíduo, uma vez que o BS tem características (frequência, intensidade) diferentes em cada indivíduo e diferentes ainda em um mesmo indivíduo em diferentes períodos.

Recomenda-se minimizar problemas secundários que podem predispor ou exacerbar o comportamento bruxista. Assim, o paciente deve ser orientado a evitar o consumo excessivo de álcool, cafeína e bebidas alcoólicas, bem como alimentos que podem piorar o refluxo gastroesofágico (em pacientes que possuem esse tipo de distúrbio), principalmente antes de dormir. Pacientes com diagnóstico de apneia do sono podem ser beneficiados com tratamentos específicos para esse tipo de distúrbio. Pacientes que usam medicações (principalmente as utilizadas em psiquiatria, como antipsicóticos, inibidores seletivos da recaptação da serotonina, antidepressivos tricíclicos e benzodiazepínicos, entre outras) que poderiam predispor ao bruxismo devem ser cuidadosamente avaliados. É importante considerar que nem todo paciente que toma essas medicações vai apresentar bruxismo. Além disso, distúrbios psiquiátricos são problemas sérios, e o gerenciamento das medicações utilizadas nesses casos é complexo. Para esses pacientes, o bruxismo pode ser o menor dos problemas e isso deve ser levado em consideração. A suspensão e/ou modificação na posologia desse tipo de medicação não deve ser feita pelo cirurgião-dentista e sim pelo médico que acompanha o paciente, caso isso seja necessário.

Estudos mais recentes sugerem que outra opção de tratamento é a utilização da toxina botulínica. Esse tratamento parece ser efetivo para controlar a exagerada reatividade muscular no bruxismo e pode ser útil especialmente em casos mais graves. No entanto, essa alternativa deve ser vista com cautela, já que se trata de uma modalidade de tratamento relativamente recente. Apesar de alguns estudos mostrarem relativa eficácia e segurança com o uso da toxina botulínica para tratamento do bruxismo, faltam estudos bem controlados que avaliem os possíveis efeitos colaterais desse tipo de tratamento em longo prazo. Além disso, é importante ressaltar que essa técnica só deveria ser realizada por profissionais devidamente treinados.

BRUXISMO EM VIGÍLIA

Etiologia do bruxismo em vigília

O termo *bruxismo em vigília* (BV) é relativamente recente e a etiologia desse fenômeno ainda não foi completamente entendida e estudada. No entanto, parece haver uma associação importante entre BV e fatores emocionais como estresse, ansiedade e depressão. Em alguns indivíduos, esse hábito também ocorre em momentos de concentração (como quando a pessoa está estudando ou trabalhando).

Assim como ocorre com o BS, o uso de certas medicações (principalmente algumas utilizadas para tratamentos psiquiátricos) também tem sido associado ao BV.

Diagnóstico e características clínicas do bruxismo em vigília

O diagnóstico do BV pode ser feito por meio de anamnese, exame clínico e/ou eletromiografia.

Durante a anamnese, alguns pacientes podem relatar que costumam apertar ou ranger os dentes durante o período de vigília. No entanto, nem todos estão cientes do hábito. Na vigília, o apertamento é mais comum que o ranger de dentes, mas ambos os problemas podem ocorrer.

O dentista também pode fazer questionamentos a respeito de possíveis dores orofaciais e/ou dores de cabeça frequentes. É muito importante considerar que nem toda dor orofacial e nem toda a dor de cabeça está relacionada com o BV ou o BS. As dores orofaciais e as dores de cabeça são problemas complexos, que podem ter múltiplas causas, mas a hiperatividade da musculatura mastigatória pode aumentar o risco de dores orofaciais e cefaleias tensionais.

No exame clínico, o dentista pode observar se há sinais de hipertrofia de músculos da mastigação, se existem fraturas ou trincas em restaurações, próteses, facetas ou dentes e se isso costuma ocorrer com frequência. Os problemas descritos não fecham o diagnóstico para o BV, mas podem alertar o dentista a respeito dessa possibilidade. Caso o dentista desconfie de BV, ele também pode pedir ao paciente que passe a observar se ele aperta os dentes durante o período em que está acordado. Uma vez que a pessoa esteja consciente do hábito, é mais provável que ela consiga relatá-lo.

A eletromiografia é um exame mais específico, ao qual nem todos os pacientes têm acesso. Para o exame eletromiográfico do BV costuma-se utilizar um dispositivo portátil que deve ser usado durante o período em que a pessoa está acordada, o qual deveria ser idealmente levado para os lugares que a pessoa frequenta (como trabalho e escola).

Um possível diagnóstico pode ser obtido quando se tem apenas dados da anamnese (autorrelatos) positivos para BV. Um provável diagnóstico pode ser considerado quando há sinais clínicos compatíveis com BV durante o exame odontológico (com ou sem autorrelatos positivos durante a anamnese). Um diagnóstico definitivo é obtido quando um exame mais específico (como a eletromiografia) fornece um resultado positivo para BV (com ou sem relatos positivos na anamnese e/ou sinais clínicos compatíveis com BV).

O BV é um problema ainda mais prevalente que o BS. Uma revisão de literatura concluiu que, em adultos, a prevalência do BV variou de 22 a 30%; já a prevalência do BS, também em adultos, variou de 1 a 15%.

É importante salientar que existem diversos outros tipos de hábitos diurnos que também podem causar possíveis problemas odontológicos (como roer unhas, morder objetos etc.). O cirurgião-dentista deve orientar o paciente para evitar esse tipo de comportamento, pois eles também podem ser prejudiciais aos dentes e à musculatura orofacial. No entanto, esses hábitos não são o foco deste capítulo.

Gerenciamento do bruxismo em vigília

No gerenciamento do BV, é muito importante educar o paciente sobre as possíveis causas e consequências desse hábito. O simples fato de o paciente estar ciente do hábito e de suas possíveis consequências pode ajudar a reduzi-lo. Se o paciente percebe que está apertando os dentes durante o dia, deve ser orientado a tentar (nem sempre ele consegue) diminuir esse tipo de comportamento. O paciente também deve estar ciente de que, caso não haja uma necessidade funcional para o encostamento dos dentes e/ou abertura dos lábios (como durante a mastigação, deglutição ou fala), os dentes deveriam estar afastados e os lábios, preferencialmente fechados. Tanto o hábito de apertar quanto o de encostar os dentes ou mesmo contrair a musculatura da face (ainda que os dentes não estejam encostando), sem que haja uma necessidade funcional para isso, pode levar a uma hiperatividade muscular, especialmente se esses hábitos forem constantes, e deve ser evitado.

Como citado anteriormente, problemas emocionais podem estar potencialmente relacionados com o BV. Em casos menos graves, uma conversa com o paciente sobre possíveis formas de diminuir a tensão (técnicas de relaxamento, exercícios etc.) pode ajudar alguns indivíduos. Em casos de problemas emocionais graves, a ajuda de um médico ou psicólogo é indicada.

Se as estratégias comportamentais não forem suficientes para reduzir danos às estruturas dentais ou restaurações (caso isso tenha sido observado), uma placa oclusal pode ser preconizada. A placa também pode ajudar a deixar o paciente mais consciente do hábito, auxiliando na sua redução. Em outras palavras, o paciente geralmente tem mais consciência do hábito quando os dentes tocam a placa do que quando tocam os dentes do arco oposto. Em caso de dores orofaciais, a utilização de medicação com efeito relaxante muscular por um curto período e/ou compressas de água quente podem auxiliar na redução da dor. Deve-se salientar que nem todo paciente com BV apresenta problemas dentários ou dores orofaciais, mas, quando esses problemas existem, é importante que sejam adequadamente gerenciados.

Colocar pequenos lembretes no computador, no carro ou em qualquer outro local que ajude o paciente a conscientizar-se de que ele não deveria apertar os dentes pode ajudar. Alguns profissionais defendem a utilização de dispositivos de *biofeedback* na forma de miniplacas personalizadas (mais discretas que as placas oclusais tradicionais) que são colocadas nos dentes posteriores e utilizadas durante o período de vigília.

A função da miniplaca é monitorar os apertamentos dentários, auxiliando o paciente a ficar mais consciente do hábito de modo a diminuí-lo.

Pacientes com distúrbios psiquiátricos que utilizam medicações que poderiam aumentar o risco de bruxismo devem ser acompanhados pelo médico.

Quando métodos menos invasivos falham, a utilização da toxina botulínica pode ser considerada. Como mencionado anteriormente, esse método deve ser utilizado com cautela, pois é um tipo de tratamento relativamente novo e faltam estudos bem controlados que avaliem seus possíveis efeitos colaterais no longo prazo.

É importante considerar que o BV não precisa ser necessariamente tratado e cada caso deve ser avaliado individualmente. Em alguns casos, apenas uma orientação ao paciente já é suficiente para minimizar o problema.

PARA LER MAIS

1. Dalpiaz AI, Datti REB, Marchini L, Cunha VPP. Bruxismo: revisão da literatura. J Bras Fonoaudiol. 2004;5:177-83.
2. Goldstein RE, Auclair Clark W. The clinical management of awake bruxism. J Am Dent Assoc. 2017 Jun;148(6):387-91.
3. Gomes SGF, Barbosa CMR, Caria PH. Bruxismo do sono e em vigília. In: Barbosa, CMR, Barbosa JRA. Toxina botulínica em Odontologia. Rio de Janeiro: Elsevier; 2017. p. 109-36.
4. Lavigne GL, Montplaisir JV. Bruxismo: epidemiologia, diagnóstico, fisiopatologia e farmacologia. In: Fricton JR, Dubner R. Dor orofacial e desordens temporomandibulares. São Paulo: Santos; 2003. p. 387-404.
5. Maciel RN. Bruxismo. São Paulo: Artes Médicas; 2010. p. 209-52.

Etiologia das disfunções temporomandibulares

Mariana Sarmet Smiderle Mendes | Leonardo Marchini | Célia Marisa Rizzatti-Barbosa

INTRODUÇÃO

Nos próximos capítulos, serão discutidas as principais alterações de funcionamento do sistema mastigatório, que podem ser observadas em diferentes situações clínicas.

Mesmo quando essas alterações não apresentam dor ou limitação da movimentação mandibular, nem se constituem na razão pela qual o paciente procura o consultório, elas devem ser detectadas e avaliadas com cuidado pelo dentista, pois muitas vezes implicam alterações do plano de tratamento a ser proposto para o paciente.

No entanto, quando ocorre uma alteração de funcionamento do sistema mastigatório e há dor na região orofacial, o paciente pode procurar tratamento especificamente para a solução desse quadro álgico. Como o leitor pode imaginar diante do que já foi discutido nos capítulos anteriores, vários componentes do sistema mastigatório podem ser a origem da dor, como os dentes, as estruturas periodontais, os músculos, as articulações temporomandibulares (ATM), lesões benignas ou malignas, entre outros. Na dependência da causa e da área na qual ocorre, a dor pode ter diferentes características. No entanto, sob a denominação comum de disfunções temporomandibulares (DTM) incluem-se diversas possíveis alterações do sistema mastigatório que causam dor na região orofacial e/ou limitação de movimento mandibular, de origem não odontológica e/ou periodontal.

A etiologia das DTM tem sido objeto de extensa discussão na literatura odontológica, e não há ainda consenso pleno sobre suas causas. Durante a maior parte do século passado, as DTM foram atribuídas primariamente às alterações oclusais de diversas magnitudes. No entanto, revisões sistemáticas da literatura disponíveis sobre o tema têm demonstrado que essa correlação entre oclusão e DTM não encontra respaldo científico para justificar tratamentos irreversíveis, como ajuste oclusal por desgaste seletivo. Neste capítulo, vamos abordar as possíveis causas das DTM tomando por base os conceitos mais atuais sobre este tema.

COMO AS DISFUNÇÕES TEMPOROMANDIBULARES SE APRESENTAM

Embora possa haver grande variação na expressão dos sintomas das DTM, estas normalmente se apresentam na forma de dor na região orofacial, sensação de fraqueza muscular, cansaço dos músculos da mastigação e limitação da amplitude do movimento mandibular. Os pacientes referem esse quadro doloroso predominantemente nas regiões da cabeça, do ouvido e da face. Geralmente a dor na cabeça ocorre na região do(s) músculo(s) temporal(is), a dor no ouvido é na verdade dor na região das ATM (que ficam anatomicamente muito próximas ao meato auditivo) e a dor na face ocorre na região do(s) masseter(es). A dor nos músculos normalmente é causada por um quadro de inflamação muscular, enquanto em geral a dor na ATM é ocasionada por inflamação da articulação. A palpação dos músculos mastigatórios frequentemente detectará pontos-gatilho miofasciais e sensibilidade muscular, a qual também pode produzir dor nas regiões supracitadas.

Quando há limitação de movimentos (p. ex., o paciente abriu a boca e não consegue fechar; ou o inverso, o paciente não consegue abrir a boca de modo adequado), pode ter ocorrido comprometimento muscular e/ou articular, impedindo a movimentação mandibular. Mais frequentemente, a limitação de movimento ocorre em função da dor. Nesses casos, o paciente não movimenta porque, ao realizar o movimento, sentirá dor. Em outros, o obstáculo ao movimento pode ser mecânico (como a presença do disco articular deslocado anteriormente, impedindo a translação do côndilo).

Outra queixa comum é com relação à presença de ruídos ao abrir e fechar a boca, na região das ATM; tais ruídos podem ser ocasionados por deslocamentos do disco articular, quando fazem ruídos com som de cliques, ou pela formação de cristais no líquido sinovial, quando apresentam ruído como o de areia raspando uma superfície, chamado crepitação.

Neste breve relato de sinais e sintomas mais comuns (que podem ser observados no **Quadro 1**), já é possível perceber que há várias alterações do sistema mastigatório, com origens diferentes, mas que são denominadas genericamente como DTM. Muitas causas e muitos mecanismos de desenvolvimento dessas alterações, bem como seu tratamento, são comuns a várias dessas disfunções, como será visto a seguir.

ALTERAÇÕES MAIS COMUNS

Alterações musculares

Os quadros mais prevalentes de dor causados por DTM são os que envolvem condições

Quadro 1 — Resumo dos sinais e sintomas clínicos mais comuns das disfunções temporomandibulares (DTM).*

Sintomas de DTM (relatados pelos pacientes)	Sinais de DTM (percebidos durante o exame clínico)
- Dor no ouvido - Dor na cabeça - Dor na face - Dor nos dentes - Dor na região cervical - Dor referida (nas áreas citadas acima ou em outras) - Pontos-gatilho[1] - Zumbido[2]	- Limitação de um ou mais movimentos mandibulares - Estalos[3] - Crepitação[4] - Desvios durante a movimentação mandibular

*É importante ressaltar que esse quadro resume apenas os sinais e sintomas mais comuns; as DTM podem apresentar uma enorme variedade de quadros sintomatológicos, bem como razoável diversidade de sinais clínicos.
[1] Áreas hipersensíveis, que disparam dor muita intensa, desproporcional ao estímulo, localmente ou a distância.
[2] Não é consensual se o zumbido pode ser considerado um sintoma de DTM, uma vez que não está estabelecida uma correlação de causa e efeito entre zumbido e DTM, embora alguns pacientes com DTM relatem esse sintoma.
[3] Ruído articular do tipo clique.
[4] Ruído articular semelhante à areia se movimentando.

inflamatórias da musculatura mastigatória. A inflamação muscular, por sua vez, pode ser decorrente de traumas mecânicos (um impacto no músculo, como uma cotovelada) ou, mais comumente, por hiperatividade muscular (função muscular exagerada, acima da que ocorre durante a função normal).

A hiperatividade muscular é resultado de contração muscular imprópria, como as contrações musculares que excedem o limite de tolerância fisiológica do indivíduo. Essa contração muscular imprópria pode ser causada pelo posicionamento inadequado da mandíbula (p. ex., ocasionada por contatos oclusais inadequados), para proteger uma área lesada (p. ex., aumentando os esforços do lado mandibular oposto), por hábitos parafuncionais (como roer unhas, segurar alfinetes com os dentes em posição protrusiva da mandíbula, morder objetos etc.), por apertamento dos dentes durante a vigília, por bruxismo do sono (ranger ou apertar os dentes durante o sono), dentre outros. São consideradas disfunções musculares secundárias aquelas decorrentes de afecções ou doenças, como: traumatismos, doenças inflamatórias (miosite) e infecciosas (tétano e infecções odontogênicas), mioespasmo/trismo, fibrose muscular, alterações causadas por fármacos (discinesia tardia) e doenças sistêmicas (síndrome da fibromialgia, doenças imunológicas e doenças neurológicas).

Em todas essas condições ocorre uma atividade irregular da musculatura mastigatória, gerando inflamação muscular de diferentes magnitudes (dependendo da intensidade do estímulo e das características de cada pessoa), mas é importante ressaltar que só ocorrerá dor muscular se o estímulo gerado exceder o limite de tolerância individual do paciente (que também depende das características individuais).

A inflamação muscular decorrente da atividade irregular da musculatura normalmente ocorre por acúmulo de metabólitos no tecido muscular, decorrente da atividade inadequada das células musculares, muitas vezes trabalhando com taxas elevadas de anaerobiose. Esses metabólitos acumulados causam um estímulo químico para o início do processo inflamatório, que pode se tornar (e normalmente se torna) crônico, se houver persistência da hiperatividade. Com a inflamação local e a dor crônica estabelecidas, os fenômenos neurológicos envolvidos na dor crônica (descritos na seção "Dor", no Capítulo 3) também se iniciam e se perpetuam, como se encontra ilustrado na **Figura 1**. É um processo semelhante ao que ocorre quando fazemos exercícios físicos muito intensos (como uma corrida), exigindo muita atividade da musculatura das pernas, por exemplo, que ficam doloridas. Se houver descanso, a dor persiste por alguns dias, mas depois cede. Se não houver, a dor se torna crônica. Além disso, algumas pessoas têm maior ou menor intensidade de dor com o mesmo exercício. Algumas pessoas param de sentir dor durante a repetição dos exercícios, outras continuam a sentir dor, outras ainda podem desenvolver lesões musculares mais graves e mesmo lesões articulares.

No sistema mastigatório, ocorre um desenvolvimento análogo, com origens variadas. É o que pode acontecer no caso do bruxismo ou do apertamento dentário cêntrico, por exemplo: alguns pacientes rangem os dentes durante o sono, o que causa o excesso de atividade da musculatura mastigatória. Desses pacientes, alguns desenvolvem dor no início do hábito (pois a hiperatividade causa danos que excedem o limiar de sensibilidade muscular do indivíduo), outros não. Nesse caso, ocorre uma adaptação funcional, fato que contribui para a prevenção de

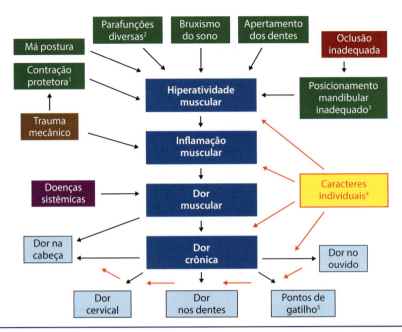

FIGURA 1 Esquema ilustrando a etiologia das disfunções temporomandibulares nas quais há maior participação do componente muscular. Na parte superior do gráfico, nas caixas de texto em verde-escuro, os fatores mais frequentemente envolvidos na origem da hiperatividade da musculatura mastigatória: *contração protetora, má postura, parafunções diversas, bruxismo do sono, apertamento dos dentes durante a vigília* e o *posicionamento mandibular inadequado*. Em caixas de texto marrons, circunstâncias comuns que podem levar à ocorrência dos fatores já descritos: a *oclusão inadequada*, que pode gerar *posicionamento mandibular inadequado*, e *trauma mecânico*, que pode gerar *contração protetora*, ou ainda causar *inflamação muscular* diretamente. Na caixa de texto roxa, a indicação de *doenças sistêmicas* que podem causar *dor muscular*, como a fibromialgia. Em caixas de texto azul-escuras, ocupando o núcleo central, os eventos fisiológicos que se sucedem para causar os sintomas de DTM: *hiperatividade muscular*, que gera *inflamação muscular*, que gera *dor muscular*, que pode se tornar uma *dor crônica*, na dependência de diversos fatores. A passagem de um evento para outro depende de *caracteres individuais* (caixa de texto amarela; veja também a legenda abaixo), que envolvem desde as características genotípicas do indivíduo em relação a enzimas envolvidas no processo de dor e inflamação, características constitucionais individuais do sistema nervoso central, até aspectos psicossociais individuais, envolvendo estresse emocional e físico, experiências prévias com dor, entre outros. Os *caracteres individuais* também vão influenciar de forma determinante (por isso a presença das setas vermelhas) como a *dor crônica* vai se manifestar em cada indivíduo: como *dor na cabeça*, como *dor cervical*, como *dor nos dentes*, na forma de *pontos de gatilho* e como *dor no ouvido* (caixas de texto em azul-claro), entre outras. É importante ressaltar que este esquema é uma ilustração sinóptica, ou seja, resume e apresenta de forma gráfica as principais características das DTM musculares, mas não abrange todas as possibilidades etiológicas, nem sintomatológicas.

[1] Contração protetora é a contração de um grupo muscular para proteger uma área lesada, aumentando sua atividade acima dos níveis normais.
[2] Parafunções diversas neste esquema envolvem os hábitos parafuncionais como roer unhas, segurar alfinetes com os dentes, descascar fios com os dentes, morder objetos, entre outros.
[3] Posicionamento mandibular inadequado pode ter variados graus de intensidade, e pode ser causado pela oclusão inadequada e por outros fatores, como má postura. As possíveis inter-relações entre todos os fatores citados não foram totalmente exploradas para não poluir o gráfico.
[4] Os caracteres individuais envolvem uma dimensão física de características constitucionais do indivíduo, como o equipamento genético capaz de produzir, em quantidades diferentes, as enzimas envolvidas no processo de dor e inflamação; a característica constitucional do sistema nervoso central, no que diz respeito aos seus neurotransmissores e à disposição das redes de inibição e excitação. Do mesmo modo, envolvem aspectos psicológicos, emocionais e sociais, como a exposição prévia à dor, a presença de estresse, as características de personalidade, entre outros.

Fonte: Acervo dos autores.

novas lesões musculares. Os primeiros músculos a serem afetados por essa atividade irregular são os pterigóideos laterais. Dentre os pacientes que desenvolvem o sintoma da dor, alguns vão deixar de apresentá-lo espontaneamente, enquanto outros vão continuar a sentir dor, estabelecendo um processo que acaba se tornando crônico. Com o processo de dor crônica estabelecido, podem surgir fenômenos de dor referida (dor em local diferente da sua origem). Além disso, se a hiperatividade muscular persistir, podem surgir complicações articulares, como será discutido a seguir.

Alterações articulares

As alterações articulares, ou seja, as que envolvem algum tipo de alteração interna de uma ou ambas as ATM, são menos frequentes que as alterações musculares e, como aquelas, também têm vários fatores envolvidos em sua etiologia.

Normalmente, a hiperatividade muscular dos músculos pterigóideos laterais pode causar alterações do posicionamento do disco articular, com deslocamento no sentido da tração, ou seja, para mesial e para anterior. O deslocamento pode ser com redução (ou seja, durante o movimento condilar o disco retorna a sua posição normal, e nesse momento gera o ruído do tipo clique ou estalo) ou sem redução (em que o disco permanece deslocado para anterior no movimento de abertura ou protrusão mandibular). A **Figura 2** mostra como ocorrem os dois tipos de deslocamento de disco.

O deslocamento de disco com redução é um quadro frequentemente assintomático, geralmente observado no "duplo estalo" articular durante a abertura bucal (quando o disco se reduz e quando o disco volta a se deslocar). Já o deslocamento de disco sem redução é inicialmente bastante doloroso, geralmente associado com limitação de abertura bucal e desvio mandibular para o lado no qual houve o deslocamento. Nesses casos, normalmente há uma história clínica envolvendo ruído condilar prévio, assim como um evento no qual houve muita dor local durante um movimento mandibular, depois da qual cessou o estalo e iniciou-se a limitação da abertura bucal. Isso ocorre porque o deslocamento de disco sem redução muitas vezes é uma condição crônica decorrente do deslocamento de disco com redução prévio. O que acontece em geral é que inicialmente há o estalo (pela redução) e, quando ocorre o evento de o disco se deslocar para uma situação sem redução, há rompimento ou distensão grave dos ligamentos posteriores (situação na qual pode ocorrer dor próximo à região auricular), quando cessa o estalo (o disco não volta mais em posição) e há limitação de movimento (pela dor e pela presença física do disco na região anterior ao côndilo, impedindo sua translação). Quando o paciente puder retornar à função, mas com o disco definitivamente deslocado, haverá contato direto entre as superfícies articulares da fossa mandibular e do côndilo, podendo acarretar degeneração dos tecidos articulares. Todos esses eventos podem acontecer tanto em movimentos de abertura e fechamento bucal quanto em lateralidades.

Os deslocamentos de disco são as alterações articulares mais comuns, e o deslocamento do disco com redução é muito mais comum que o deslocamento sem redução. É interessante frisar que o deslocamento com redução não evolui para o deslocamento sem redução em todos os casos, e pode estacionar e até mesmo regredir espontaneamente.

As demais alterações articulares podem ser classificadas como degenerativas,

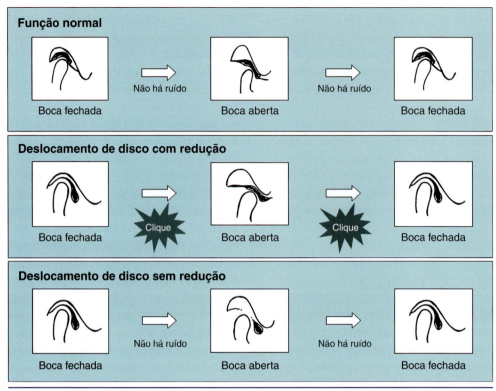

FIGURA 2 Na parte superior da figura, pode ser observada a função normal do disco durante a movimentação mandibular: quando em repouso, de boca fechada, o disco está interposto entre o côndilo e a fossa mandibular. Quando ocorre a abertura, o disco permanece entre o côndilo e a fossa mandibular, assim como ao fechamento. Deste modo, durante a função normal, o disco está sempre interposto entre o côndilo e a fossa mandibular.

Na parte intermediária da figura, está representado o deslocamento de disco com redução: em repouso, de boca fechada, o disco se encontra deslocado para anterior. Durante a abertura, os ligamentos posteriores se esticam e tracionam o disco, que volta à sua posição fisiológica (ou seja, interposto entre o côndilo e a fossa mandibular), ocasionando o primeiro ruído (também chamado ruído de abertura ou ruído de redução). Durante o fechamento, ocorre novo deslocamento do disco para anterior, que volta então a ficar deslocado, fora da sua posição fisiológica. No momento desse segundo deslocamento, ocorre o segundo ruído (ruído de fechamento ou ruído recíproco).

Na parte inferior da figura, está representado o deslocamento de disco sem redução. Na posição inicial, de repouso, com a boca fechada, o disco se encontra deslocado para a anterior, situação que se mantém inalterada durante todo o movimento de abertura e fechamento, não havendo novo deslocamento e, portanto, sem a ocorrência de ruído. Neste caso, durante todo o movimento, o disco fica fora da sua posição fisiológica, permitindo contato entre as superfícies articulares do côndilo e da fossa mandibular.

Fonte: Acervo dos autores.

inflamatórias e outras alterações secundárias a diferentes fatores, como reabsorção idiopática da cabeça da mandíbula, fraturas, tumores, luxação, anquilose, hiperplasia do côndilo e infecções. As alterações degenerativas são aquelas que acarretam alterações morfológicas dos componentes das ATM e geralmente decorrem de estresse mecânico associado à inflamação. As alterações inflamatórias ocorrem normalmente em decorrência de estresse mecânico ou por causas sistêmicas, como osteoartrite, artrite reumatoide e osteoartrose, as quais promovem a degeneração das estruturas da articulação durante o curso da doença.

As artrites, que acometem as articulações do corpo todo, também podem atingir as ATM e promover um processo inflamatório intenso que, por sua vez, causa uma degeneração das superfícies articulares, denominada artrose **(Figuras 3 e 4)**. As artrites normalmente têm origem sistêmica e podem afetar as ATM diretamente. Há também casos, bem mais raros, de artrite infecciosa e outros, mais comuns, de artrite local causada por trauma mecânico.

Outra alteração degenerativa, mais difícil de ser observada, é a perfuração de disco. Pacientes que apertam ou rangem os dentes com muita frequência e por longos períodos podem apresentar adesão do disco às superfícies articulares, que geralmente se manifesta pela dificuldade em abrir a boca pela manhã. Nesses casos, depois de algum esforço, o paciente consegue abrir. O que aconteceu então? O disco havia se aderido às superfícies articulares e, com a abertura bucal, parte da cartilagem do disco fica presa às superfícies articulares e vice-versa. Com a continuidade desse processo, o disco e as cartilagens vão diminuindo de espessura, até a perfuração do disco. Então, mesmo sem deslocamento, passa a haver contato direto das superfícies ósseas do côndilo e da fossa articular, levando à degeneração articular.

Nos casos de degeneração articular, com o contato direto das superfícies articulares, aumenta muito o atrito durante a função mandibular e as superfícies ósseas começam a liberar pequenos fragmentos de osso (espículas ósseas), que ficam dispersas no líquido sinovial. Isso acarretará dois problemas: a exacerbação do processo inflamatório e o consequente aumento da degeneração, estabelecendo-se um ciclo vicioso; e algumas vezes um ruído similar à areia raspando em duas superfícies, chamado crepitação, também poderá estar presente.

Os quadros inflamatórios agudos envolvendo as ATM podem ser algumas manifestações de artrite. A dor retrodiscal (dor na região posterior da ATM, na zona bilaminar, que é ricamente inervada e vascularizada), a capsulite (inflamação da cápsula sinovial) e a sinovite (inflamação da sinóvia) são exemplos dessas manifestações inflamatórias. Esses quadros normalmente são ocasionados por traumas mecânicos, como acidentes automobilísticos e traumatismos locais, dentre outros; mas também podem ser causados por alterações oclusais, como a perda de dimensão vertical por perda de suporte oclusal posterior, em pacientes mais suscetíveis.

A **Figura 5** resume as causas e os mecanismos de desenvolvimento mais comuns das alterações das ATM.

Correlações entre alterações musculares e articulares

Como pode ser depreendido do que foi descrito anteriormente, as alterações musculares e articulares não ocorrem isoladamente, de modo estanque. Há grande (mas não

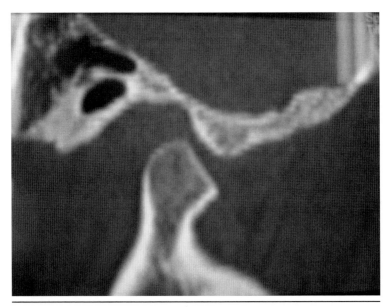

FIGURA 3 Tomografia computadorizada em corte sagital mostrando o côndilo direito de paciente, o qual apresenta degeneração articular compatível com artrose. Observe o aplainamento da região anterossuperior do côndilo.

Fonte: Acervo dos autores.

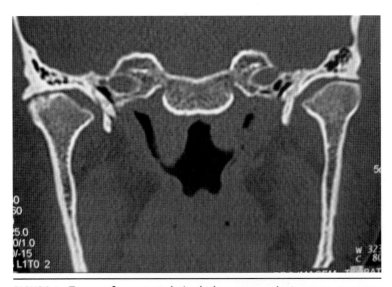

FIGURA 4 Tomografia computadorizada da mesma paciente, agora em norma frontal, na qual pode ser observada a degeneração do côndilo direito, mais nítida quando comparada ao lado esquerdo, menos afetado. Observe a irregularidade da superfície articular (parte superior do côndilo) do lado direito.

Fonte: Acervo dos autores.

Capítulo 9 Etiologia das disfunções temporomandibulares 115

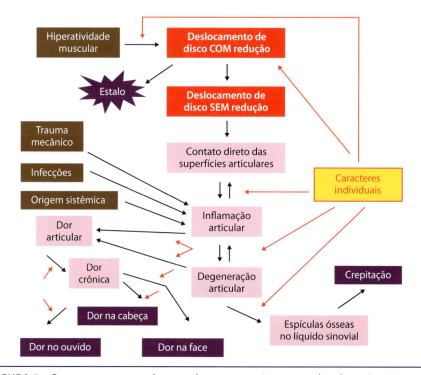

FIGURA 5 O esquema resume algumas das causas mais comuns das alterações intra-articulares das ATM. Observe que a *hiperatividade muscular* é colocada aqui como agente causal (os agentes causais estão em caixas de texto marrons) do *deslocamento de disco com redução* (as alterações de posição de disco estão em caixas de texto vermelhas), que, por sua vez, apresenta ainda como fatores etiológicos todos aqueles em caixas de texto verde-escuras da Figura 1, demonstrando a correlação entre a etiologia das alterações musculares e articulares em DTM.

Da mesma forma que na Figura 1, os *caracteres individuais* também são determinantes na evolução ou não das alterações em vários pontos do processo: deles dependem, por exemplo, se a *hiperatividade muscular* vai causar ou não *deslocamento com redução* (que gera o *estalo*, ruído articular do tipo "clique") e se este vai evoluir ou não para *deslocamento sem redução*.

Na ocorrência de *deslocamento de disco sem redução*, vai ocorrer um desdobramento intra-articular (caixas de texto de cor rosa), definido pelo *contato direto das superfícies articulares*, que pode evoluir para *inflamação articular* (que pode aumentar o *contato direto das superfícies articulares*) e causar *degeneração articular*.

Tanto a *degeneração* quanto a *inflamação articular* podem causar *dor articular*, que pode evoluir para *dor crônica*, causando os sintomas (em caixas de texto roxas) *dor no ouvido, dor na cabeça* e *dor na face*, na dependência dos caracteres individuais (cuja influência vai indicada pelas setas vermelhas).

A degeneração articular pode levar à formação de *espículas ósseas no líquido sinovial*, responsáveis pelo ruído similar ao barulho de areia raspando (*crepitação*).

Também são fatores etiológicos comuns (caixas de texto marrons) os traumas mecânicos, as infecções e as doenças sistêmicas (como a artrite), os quais podem causar inflamação articular diretamente.

Fonte: Acervo dos autores.

obrigatória) correlação entre as alterações musculares e articulares, bem como vários fatores causais são comuns a ambas as alterações.

As disfunções também podem ocorrer de modo sobreposto, com alterações musculares causando sintomas juntamente com alterações articulares.

Assim, as DTM ocorrem em um processo contínuo, com diversas possibilidades de evolução e remissão, muitas vezes repleto de picos de exacerbação e momentos de total ausência de sinais e sintomas. Isso ocorre em parte pela natureza intermitente de alguns fatores causais. Indivíduos que apresentam bruxismo, por exemplo, podem ter mais episódios de apertamento dental em um dado momento, e menos em outras ocasiões de sua vida.

A modificação ocasional de fatores psicossociais relacionados com o paciente também pode explicar parte dos episódios de exacerbação e remissão, como é o caso de momentos de grande estresse emocional, nos quais podem ocorrer períodos de exacerbação da sintomatologia. Assim, para uma mesma intensidade do bruxismo, por exemplo, um mesmo indivíduo pode responder com mais ou menos sintomatologia.

Associado à flutuação da sintomatologia, considerem-se também as diferentes respostas de indivíduos diferentes, diante de um mesmo estímulo. Indivíduos diferentes podem apresentar evoluções totalmente distintas diante de um mesmo agente causal (como um trauma mecânico), um podendo apresentar dor muscular e posterior envolvimento articular, enquanto outro sequer relata dor muscular.

Essa individualidade de desenvolvimento das DTM é que torna fundamental que o profissional conheça seu paciente, faça exames minuciosos para detectar as alterações presentes e possa traçar um plano de cuidado adequado para cada indivíduo, como será discutido nos capítulos seguintes.

PARA LER MAIS

1. Canales GDLT, Guarda-Nardini L, Rizzatti-Barbosa CM, Conti PC, Manfredini D. Distribution of depression, somatization and pain-related impairment in patients with chronic temporomandibular disorders. J App Oral Sci (online). 2019;27:6-21.
2. Canales GDLT, Manfredini D, Rizzatti-Barbosa CM. Therapeutic effectiveness of a combined counseling plus stabilization appliance treatment for myofascial pain of the jaw muscles: a pilot study. Cranio 2016;1-7.
3. Carlsson GE. Critical review of some dogmas in prosthodontics. J Prosthodont Res. 2009;53(1):3-10.
4. Carlsson GE. Some dogmas related to prosthodontics, temporomandibular disorders and occlusion. Acta Odontol Scand. 2010;68:313-22.
5. Lemos G, Moreira V, Forte F, Beltrão R, Batista AUD. Correlação entre sinais e sintomas da Disfunção Temporomandibular (DTM) e severidade da má oclusão. Rev Odontol UNESP. 2015;44:175-80.
6. Lora VRMM, Clemente-Napimoga JT, Rizzatti-Barbosa CM. Botulinum toxin type A reduces inflammatory hypernociception induced by arthritis in the temporomadibular joint of rats. Toxicon. 2017;129:52-7.

7. Manfredini D. Current concepts on temporomandibular disorders. London: Quintessence; 2010. p. 171-301.
8. Martins APVB, Meloto CB, Rizzatti-Barbosa CM. Counseling and oral splint for conservative treatment of temporomandibular dysfunction: preliminary study. Rev Odont UNESP (on-line). 2016;1:1-3.
9. Okeson JP. Tratamento das desordens temporomandibulares e oclusão. Rio de Janeiro: Elsevier; 2008. p. 105-31.
10. Rizzatti-Barbosa CM, Albergaria-Barbosa JR. Atualidades sobre o tratamento das disfunções temporomandibulares. Implant News Perio. 2018;3:138-46.
11. Sanders AE, Jain D, Sofer T, Kerr KF, Laurie CC, Shaffer JR et al. GWAS identifies new loci for painful temporomandibular disorder: Hispanic Community Health Study/Study of Latinos. J Dental Res. 2017;96(3):277-84.
12. Teixeira MJ, Siqueira JTT. Dores orofaciais: Diagnóstico e tratamento. São Paulo: Artes Médicas; 2012.

Exames do paciente com vistas à oclusão 10

Mariana Sarmet Smiderle Mendes | Leonardo Marchini | Célia Marisa Rizzatti-Barbosa

INTRODUÇÃO

Como já discutido no Capítulo 1, é muito importante que o cirurgião-dentista esteja atento aos parâmetros oclusais do paciente para a realização de tratamentos odontológicos que tragam conforto e estética adequados, além de serem duradouros.

Assim, é necessária uma avaliação abrangente do paciente, que permita identificar alterações indicativas de modificações no funcionamento adequado do sistema mastigatório. De um modo bastante simplificado, podem ser observadas alterações visíveis aos olhos do clínico (sinais), mas que não se refletem em queixas (sintomas) pelos pacientes.

Essas alterações, embora nem sempre causem desconforto ao paciente, podem predispor a danos ao sistema mastigatório, como a perda de estrutura dentária por desgaste **(Figura 1)** ou por concentração do esforço junto ao colo da coroa dental **(Figura 2)**, entre outros.

Sempre que o cirurgião-dentista for realizar um tratamento odontológico e observar alguns sinais clínicos de alteração da função do sistema mastigatório em pacientes assintomáticos, uma avaliação mais aprofundada das causas desses sinais deve ser conduzida, utilizando para tanto uma anamnese mais minuciosa, voltada para a presença de possíveis hábitos parafuncionais (como o hábito de morder objetos) e alterações do sono (como o hábito de ranger os dentes durante a noite, chamado bruxismo).

Além das alterações que predispõem o sistema mastigatório a sofrer danos, há situações clínicas sem sintomatologia dolorosa, nas quais o sistema perde parte de sua competência em promover a mastigação adequada dos alimentos (p. ex., pela perda de dentes), e precisa ser reabilitado utilizando próteses que lhe restituam o exercício adequado da função mastigatória.

Nesses casos, para promover uma adequada reabilitação, é necessário repor os dentes de modo a obter uma oclusão estável (ver o Quadro 1 do Capítulo 1). Se, além da perda de elementos dentários, também houver outras anomalias importantes, como as ligadas às alterações do sono, então o tratamento, além da etapa restauradora, também deve envolver uma proteção efetiva da dentição artificial contra os efeitos deletérios do bruxismo (conforme discutido no Capítulo 8).

Além dessas situações assintomáticas, também são comuns na clínica pacientes que apresentam disfunções temporomandibulares (DTM) com quadros álgicos de diversas magnitudes (como discutido no Capítulo 9), os quais requerem cuidadoso diagnóstico para o estabelecimento da terapia mais apropriada.

Este capítulo, portanto, tem como objetivo apresentar a maneira como os pacientes devem ser examinados com vistas à oclusão e às DTM.

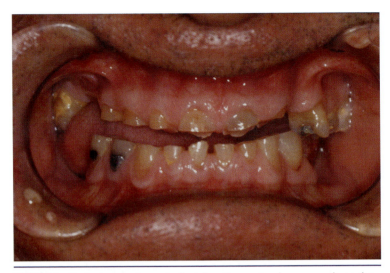

FIGURA 1 Paciente com desgaste dental muito acentuado, provocado por bruxismo de grande intensidade e longa duração.

Fonte: Acervo dos autores.

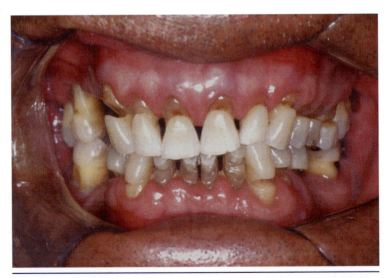

FIGURA 2 Observe as lesões cervicais não cariosas, bastante extensas, do tipo abfração. As abfrações podem ser causadas pela concentração de esforços junto à união amelocementária, daí alguns autores considerarem-nas características de sobre-esforço oclusal.

Fonte: Acervo dos autores.

EXAMES DO PACIENTE

São três os exames corriqueiramente realizados para a avaliação dos pacientes em Odontologia: o exame clínico, que compreende a anamnese e o exame físico, os exames complementares utilizando imagens e a análise dos modelos montados em articulador e/ou modelos digitais.

Anamnese

A anamnese é uma entrevista, em geral estruturada por um questionário, durante a qual as queixas do paciente são relatadas. É o momento em que o profissional investiga a história clínica (médica e odontológica) e aspectos psicossociais do paciente, para buscar dados que contribuam para uma avaliação abrangente do indivíduo.

Assim, a anamnese deve ser direcionada para cada paciente, tendo em vista suas necessidades individuais, embora seja importante abranger sua história pregressa e atual de modo mais completo possível. É muito importante obter dados objetivos, que permitam conhecer as características do paciente quanto à presença ou ausência de comorbidades (como diabetes, hipertensão, osteoartrite, artrite reumatoide, osteoporose etc.), uso de medicamentos, hábitos de higiene oral, hábitos parafuncionais frequentes (como roer unhas, morder objetos, mascar chicletes), apertamento e bruxismo, bem como fatores relacionados com a presença de sintomatologia dolorosa e suas características (tipo de dor, intensidade, duração, eventos associados etc.). Assim, para que alguns dos tópicos importantes não sejam esquecidos, podem ser utilizados questionários padronizados, disponíveis em diversos formatos.

No entanto, a anamnese não deve ser confundida com o preenchimento mecânico de um questionário. A anamnese é uma entrevista, ou seja, pressupõe uma conversa entre o profissional e o paciente. O questionário apenas traz os dados que fornecem subsídios à discussão mais profunda do caso clínico, em que o profissional vai investigar o que o paciente relatou e por que, além de características do que foi relatado, buscando indícios que o auxiliem a compreender os possíveis fatores envolvidos na sintomatologia relatada. Muitas vezes, inclusive, quando é feito o exame clínico e novas informações são fornecidas, o profissional pode (e deve, sempre que necessário) voltar a conversar com o paciente sobre o que foi anotado no exame clínico e sobre o que pode ter contribuído para esses novos achados.

A anamnese deve ser entendida como uma oportunidade ímpar de o profissional conhecer mais profundamente seu paciente, não só no que diz respeito ao funcionamento físico de seu organismo, mas também quanto a seu ambiente social e postura emocional pertinentes ao contexto em que esse paciente se encontra inserido, ou até quanto às suas reações diante da sintomatologia dolorosa quando presente. Outros aspectos de interesse para o profissional são o nível de conhecimento do paciente sobre as alterações bucais que o acometem e suas expectativas em relação ao tratamento, bem como sua disposição para realizá-lo. Isso porque é pelo conhecimento desses fatores que o profissional poderá compreender e lidar com a receptividade ou não do paciente em relação aos diferentes tratamentos propostos, e assim avaliar e escolher melhor dentre as alternativas terapêuticas possíveis para o caso.

Trabalhos recentes têm demonstrado de modo inequívoco a influência da correlação entre as expectativas do paciente e a relação paciente-profissional no sucesso na terapia sob o ponto de vista da satisfação do paciente (que é o que se almeja, em última instância). Esses trabalhos têm realçado que as expectativas do paciente nem sempre são as mesmas do profissional e, desse modo, o que é sucesso para este pode não ser para aquele, gerando conflitos entre os dois.

A anamnese é a oportunidade mais adequada para que o profissional possa compreender o que o paciente pensa sobre o problema que apresenta e sobre qual é a opção de tratamento mais apropriada para ele. Em face dessa informação, associada à avaliação que se faz sobre o paciente, o profissional pode explicar o que está acontecendo (qual problema ele apresenta), qual será a terapia mais apropriada, suas possibilidades e limitações, de modo que o paciente possa ter uma visão mais realista do que ele apresenta e de como será conduzido o tratamento, minimizando (e muitas vezes eliminando) as possíveis situações conflituosas futuras (BARACAT, 2009; BELLINI, 2009 e MARACHLIOGLOU, 2010).

Diante do exposto, fica a mensagem de que não se deve subestimar a anamnese, reduzindo-a ao preenchimento do questionário. Pelo contrário, deve-se explorar ao máximo essa oportunidade de conhecer melhor o paciente e ajudá-lo a compreender melhor o(s) problema(s) que apresenta e as modalidades de tratamento disponíveis.

Além disso, a anamnese ainda se apresenta como uma ótima chance para empatizar com o paciente em relação ao problema exposto, mostrar que o profissional entende o que o paciente está sentindo e, sobretudo, que estará junto com ele durante todo o caminho necessário para a resolução ou gerenciamento do problema. Essa reação empática tem sido demonstrada como importante ferramenta para obter o melhor possível quanto aos resultados terapêuticos.

Exame físico

Os exames físicos do paciente em Odontologia podem ser divididos em intraoral (aquele que é realizado no interior da cavidade oral) e extraoral (aquele que envolve a avaliação fora do interior da cavidade oral).

Exame físico extraoral

O exame extraoral deve abranger o paciente como um todo, e inicia-se no primeiro contato do profissional com o paciente, mesmo que telefônico. O modo de falar, o raciocínio, a ansiedade e vários outros aspectos começam a ser avaliados pela conversa. O mesmo se estende à inspeção visual, que inclui a avaliação do paciente quanto a altura, porte físico, aparência e asseio, assimetrias, deficiências motoras, visuais e auditivas, bem como deambulação e controle motor.

Uma avaliação visual mais atenta será realizada na face, procurando por lesões **(Figura 3)**, assimetrias faciais importantes **(Figura 4)**, perdas de dimensão vertical **(Figura 5)**, estética inadequada **(Figura 6)**, entre outras alterações possíveis.

Após a avaliação visual, poderá ser realizada a palpação dos músculos da mastigação e das articulações temporomandibulares (ATM), para eliminar a presença de condições inflamatórias sintomáticas nessas estruturas. Esse é um exame realizado principalmente quando há relato de sintomatologia dolorosa que pode estar relacionado com a DTM, como dor na cabeça, no ouvido ou na face (como foi discutido no Capítulo 9). Os músculos mastigatórios que são palpados por via extraoral são o temporal **(Figura 7)** e o masseter **(Figuras 8 e 9)**, que normalmente são bons indicadores de situação inflamatória muscular, quando presente. A palpação das ATM **(Figura 10)** é

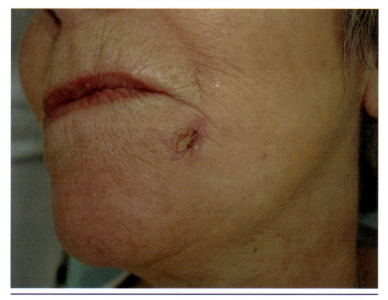

FIGURA 3 Exame clínico extraoral: lesão cutânea diagnosticada durante exame de rotina e que foi identificada como um carcinoma.
Fonte: Acervo dos autores.

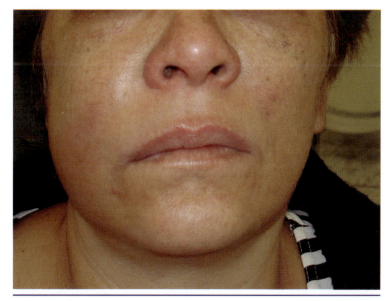

FIGURA 4 Exame clínico extraoral: observe a tumefação do lado direito da paciente, causando uma assimetria facial.
Fonte: Acervo dos autores.

124 Oclusão dentária: princípios e prática clínica

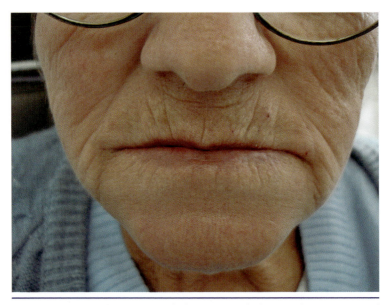

FIGURA 5 Exame clínico extraoral: observe a perda de DVO (dimensão vertical de oclusão), causando a aproximação do mento com a ponta do nariz, diminuindo o terço inferior da face e promovendo uma característica estética inadequada.

Fonte: Acervo dos autores.

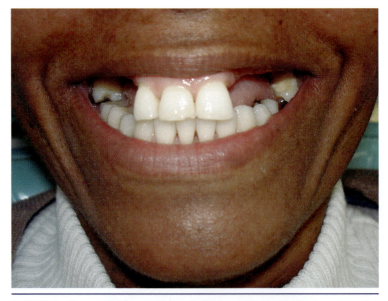

FIGURA 6 Exame clínico extraoral: aparência estética prejudicada pela ausência de dentes.

Fonte: Acervo dos autores.

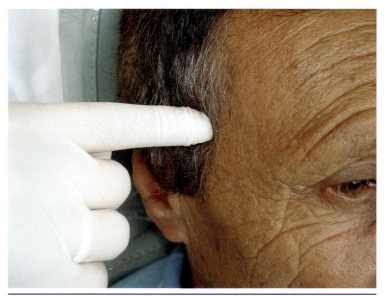

FIGURA 7 Exame clínico extraoral – palpação muscular: palpação do feixe anterior do músculo temporal. Também pode ser feita a palpação dos feixes médios e posteriores. A palpação deve ser feita em ambos os lados separadamente.

Fonte: Acervo dos autores.

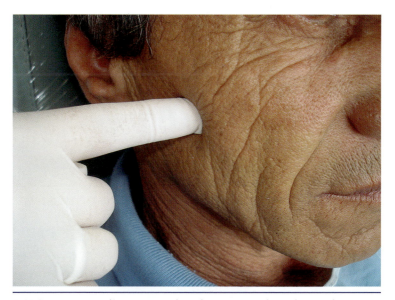

FIGURA 8 Exame clínico extraoral – palpação muscular: palpação da inserção do masseter junto ao arco zigomático. A palpação deve ser feita em ambos os lados separadamente.

Fonte: Acervo dos autores.

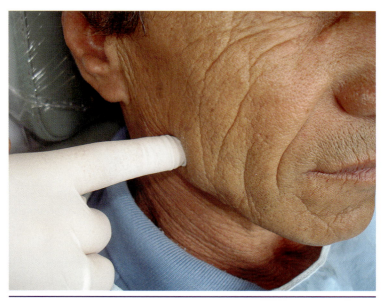

FIGURA 9 Exame clínico extraoral – palpação muscular: palpação da inserção do masseter junto ao ângulo da mandíbula. A palpação deve ser feita em ambos os lados separadamente.

Fonte: Acervo dos autores.

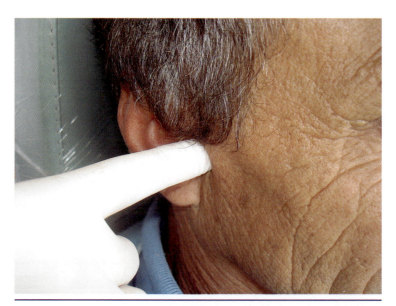

FIGURA 10 Exame clínico extraoral – palpação articular: palpação da ATM (articulação temporomandibular), que pode ser feita com a boca aberta e com a boca fechada. A palpação deve ser feita em ambos os lados separadamente.

Fonte: Acervo dos autores.

bom indicativo da presença de inflamação articular, mas também pode auxiliar na avaliação da movimentação condilar, que pode ser percebida mantendo-se o dedo levemente pressionado sobre a ATM enquanto o paciente realiza movimentos mandibulares (principalmente de abertura, lateralidade e protrusão).

A realização de movimentos mandibulares pode sinalizar desvios durante o movimento e ainda permite detectar a presença de ruídos articulares (estalos e crepitações) e, principalmente, admite avaliar as limitações do movimento mandibular **(Figura 11)**.

Exame físico intraoral

O exame físico intraoral deve iniciar-se pelos tecidos moles da cavidade oral, em toda sua extensão. Devem ser investigados os lábios, em sua porção interna (mucosa labial) e externa (vermelhão dos lábios), a mucosa jugal em toda sua extensão, a mucosa de recobrimento dos rebordos alveolares, o assoalho da boca e a língua (dorso, ventre e laterais), inclusive solicitando ao paciente que protrua a língua, para sua melhor avaliação **(Figura 12)**. Essa checagem é importante não só para descartar a presença de lesões da mucosa, o que pode auxiliar no diagnóstico precoce de câncer (uma obrigação ao examinarmos todo paciente, como profissionais de saúde), mas também alterações que indiquem ou reforcem a presença de fatores etiológicos de problemas oclusais, como o bruxismo **(Figuras 13 e 14)**.

Após a investigação cuidadosa dos tecidos moles, devemos avaliar os dentes e o periodonto com o mesmo cuidado. Cada elemento dental deve ser inspecionado quanto à integridade de sua coroa, possíveis desgastes **(Figura 15)**, abfrações **(Figura 16)**, fraturas

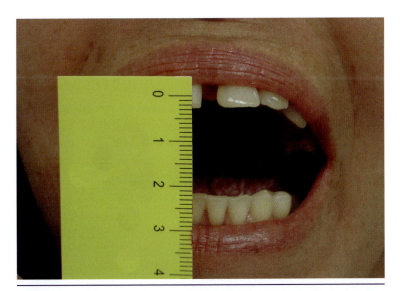

FIGURA 11 Exame clínico extraoral: avaliação da amplitude da abertura bucal. A paciente que ilustra esta figura é a mesma das Figuras 3 e 4, do Capítulo 9, e da Figura 29 deste capítulo, a qual apresenta um quadro de artrose nas ATM (articulações temporomandibulares) e tem, em decorrência disso, uma limitação de abertura.

Fonte: Acervo dos autores.

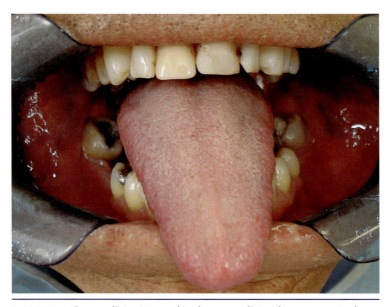

FIGURA 12 Exame clínico intraoral: todo exame clínico deve ser o mais abrangente possível. Assim, ao fazer o exame intrabucal, é importante realizar uma avaliação de toda a mucosa de revestimento bucal, incluindo a língua, os rebordos alveolares e as mucosas jugal e labial, bem como os palatos duro e mole.

Fonte: Acervo dos autores.

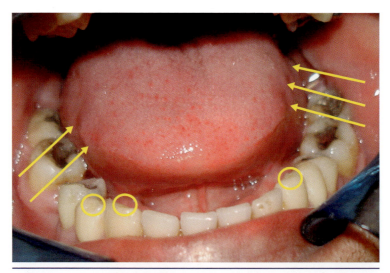

FIGURA 13 Exame clínico intraoral: aspectos indicativos de bruxismo em tecidos moles, como a língua edentada (marcada pelos dentes), como indicado pelas setas amarelas, e em tecidos duros, como os desgastes dos dentes indicados pelos círculos amarelos. Além desses sinais, a anamnese com relato de ranger os dentes durante o sono, normalmente percebido pelo(a) parceiro(a), permite a identificação clínica do bruxismo do sono.

Fonte: Acervo dos autores.

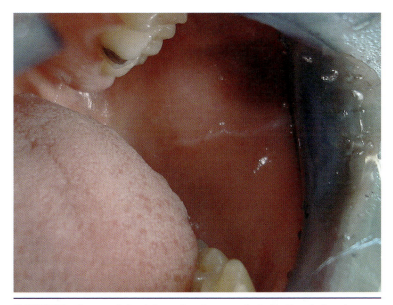

FIGURA 14 Exame clínico intraoral: outro aspecto indicativo de bruxismo na mucosa, agora jugal: a linha alba, sinal de hiperqueratinização na região compatível com o plano oclusal, causada pelo movimento dos dentes inferiores durante o sono.

Fonte: Acervo dos autores.

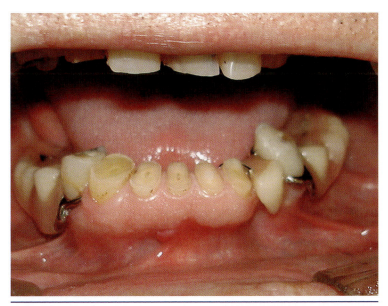

FIGURA 15 Exame clínico intraoral: desgaste acentuado, causando diminuição da altura das coroas, em paciente com bruxismo grave.

Fonte: Acervo dos autores.

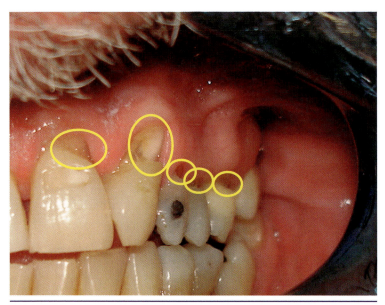

FIGURA 16 Exame clínico intraoral: abfrações (circundadas em amarelo), que a literatura correlaciona com a concentração de esforços junto ao colo do dente.
Fonte: Acervo dos autores.

de dentes ou restaurações e presença de cáries, dentre outras alterações. Se necessário, podem ser realizadas radiografias que complementem a análise clínica, como será discutido no item seguinte. O periodonto também deve ser cuidadosamente avaliado, verificando-se a integridade dos tecidos mediante sondagem e radiografias, se necessário.

Além disso, é claro, torna-se imperioso avaliar, com vistas à oclusão, o engrenamento dos dentes em posição maxilomandibular cêntrica **(Figura 17)**, e como ocorrem os movimentos mandibulares excursivos **(Figuras 18 e 19)**, comparando-os com os padrões iniciais de cada esquema oclusal, conforme o que foi abordado anteriormente (Figuras 4 a 12, do Capítulo 4).

Exames complementares por imagens

As radiografias são os exames complementares por imagens usualmente empregados na Odontologia e são excelentes auxiliares para o diagnóstico da oclusão. As radiografias mais comuns são a periapical **(Figura 20)**, seguida da transcraniana panorâmica **(Figuras 21 e 22)** e, para os casos de DTM, as transcranianas de ATM **(Figuras 23 e 28)**.

Outros exames de imagem mais sofisticados também podem auxiliar na avaliação de desarranjos internos da ATM como as disfunções intra-articulares. Nesses casos, as tomografias computadorizadas **(Figura 29)** são excelentes para avaliação de estruturas ósseas, e as ressonâncias magnéticas **(Figura 30)**, para avaliação de alterações dos tecidos moles (principalmente dos discos articulares). Ambas são consideradas padrão-ouro para a avaliação de tecidos duros e moles, respectivamente, das ATM.

Há outros exames de imagem com indicações específicas que podem ser usadas, como: planigrafias (úteis para avaliação funcional da abertura bucal, avaliação da alteração

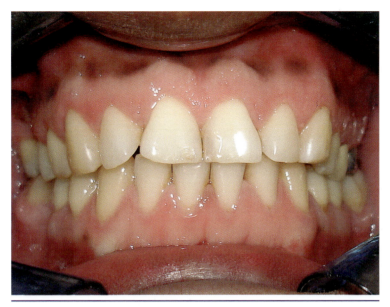

FIGURA 17 Exame clínico intraoral: avaliação do engrenamento dos dentes em posição cêntrica. Verificar se não há invasões do plano oclusal, com alteração das curvas anteroposterior e laterolateral.

Fonte: Acervo dos autores.

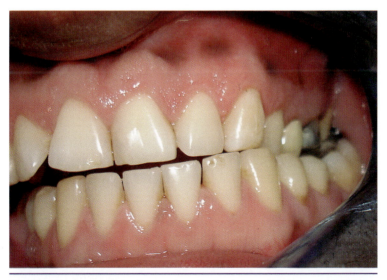

FIGURA 18 Exame clínico intraoral: avaliação da lateralidade esquerda. Observe que, neste caso, ao contrário do que ocorre na Figura 6, do Capítulo 4, não há contato somente do canino, mas guia em grupo, provavelmente motivada pelo desgaste dos caninos.

Fonte: Acervo dos autores.

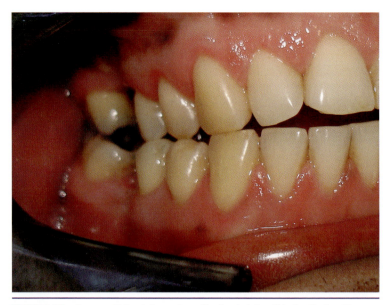

FIGURA 19 Exame clínico intraoral: avaliação da lateralidade direita. Observe que, neste caso, ao contrário do que ocorre na Figura 5, do Capítulo 4, não há contato somente do canino, mas guia em grupo, provavelmente motivada pelo desgaste dos caninos.

Fonte: Acervo dos autores.

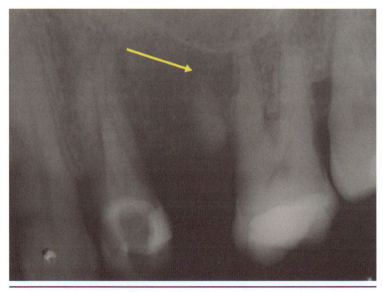

FIGURA 20 Exames complementares: radiografia periapical da paciente da Figura 4, mostrando a raiz residual e a lesão periapical a ela associada, responsáveis pela tumefação apresentada.

Fonte: Acervo dos autores.

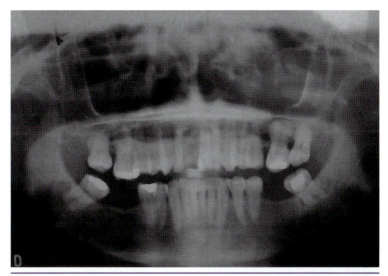

FIGURA 21 Exames complementares: radiografia transcraniana panorâmica do paciente da Figura 12. A radiografia transcraniana panorâmica, como o próprio nome indica, permite uma avaliação panorâmica dos tecidos duros relacionados com a cavidade oral, principalmente dentes e estruturas ósseas anexas. Avaliações mais detalhadas dos dentes exigem radiografias periapicais. Não é uma radiografia adequada para avaliação das ATM (articulações temporomandibulares).

Fonte: Acervo dos autores.

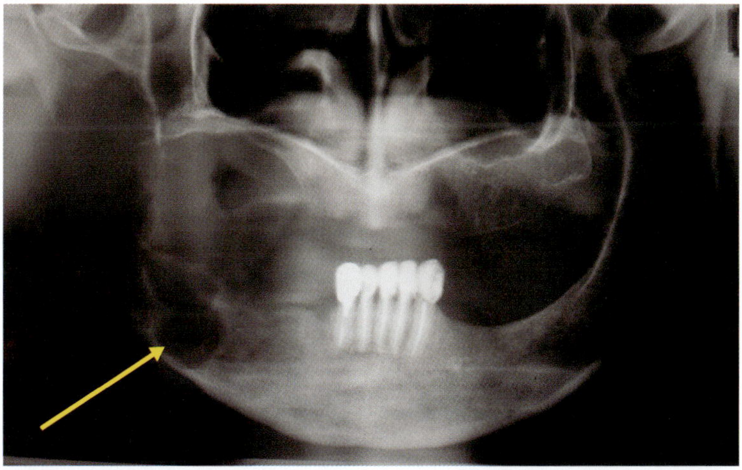

FIGURA 22 Exames complementares: radiografia transcraniana panorâmica de um paciente que nos procurou com queixa de estalo único, dor e limitação de movimento, mas apresentava uma recidiva de adenocarcinoma na região de ângulo da mandíbula (seta amarela – observe a extensão da lesão para distal), de tamanha extensão que separou os processos condilar e coronoide do restante da mandíbula (o que promoveu estalo, dor e limitação de movimento).

Fonte: Acervo dos autores.

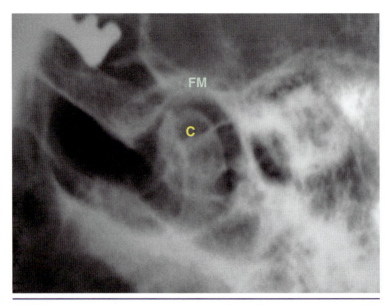

FIGURA 23 Exames complementares – radiografia transcraniana de ATM (articulação temporomandibular), lado esquerdo e boca fechada, do paciente da Figura 12, que apresenta condições articulares normais: em C, o côndilo, e, em FM, a fossa mandibular.

Fonte: Acervo dos autores.

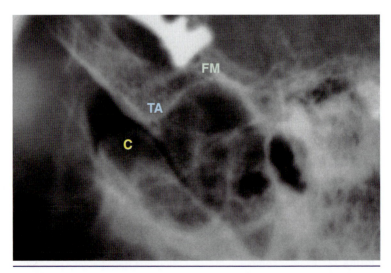

FIGURA 24 Exames complementares – radiografia transcraniana de ATM (articulação temporomandibular), lado esquerdo e boca aberta, do paciente da Figura 23, que apresenta condições articulares normais: em C, o côndilo, e, em FM, a fossa mandibular. Veja que o côndilo se anteriorizou em relação à Figura 23, percorrendo o tubérculo articular (TA).

Fonte: Acervo dos autores.

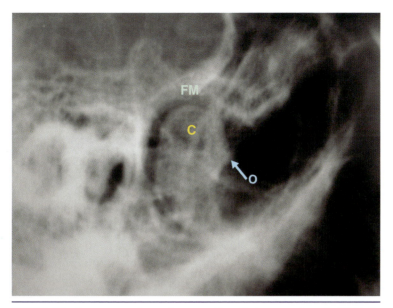

FIGURA 25 Exames complementares – radiografia transcraniana de ATM, lado direito e boca fechada, do paciente das figuras anteriores: em C, o côndilo, e, em FM, a fossa mandibular. Observe a presença de um osteófito na região anterior do côndilo (O).

Fonte: Acervo dos autores.

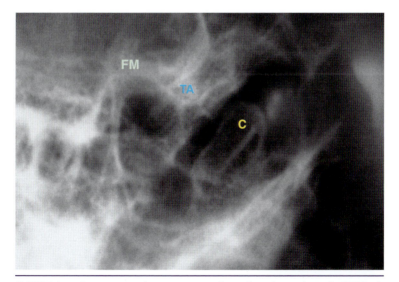

FIGURA 26 Exames complementares – radiografia transcraniana de ATM (articulação temporomandibular), lado direito e boca aberta, do paciente das figuras anteriores: em C, o côndilo, e, em FM, a fossa mandibular. Veja que o côndilo se anteriorizou em relação à Figura 25, ultrapassando o tubérculo articular (TA).

Fonte: Acervo dos autores.

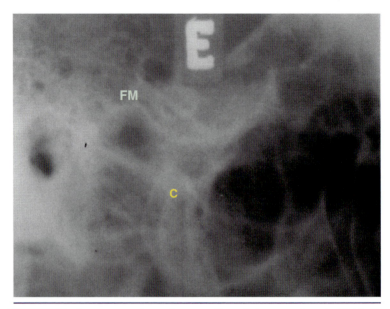

FIGURA 27 Exames complementares – radiografia transcraniana de ATM (articulação temporomandibular), lado esquerdo e boca aberta, do paciente da Figura 22, que apresentava adenocarcinoma do lado direito: em C, o côndilo, e, em FM, a fossa mandibular.

Fonte: Acervo dos autores.

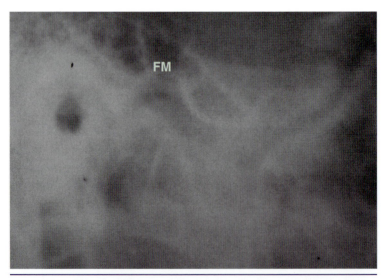

FIGURA 28 Exames complementares – radiografia transcraniana de ATM (articulação temporomandibular), lado direito e boca aberta, do paciente da Figura 27. Em FM, é possível ver o contorno da fossa mandibular, mas o côndilo não aparece, por ter sido deslocado pelo tumor.

Fonte: Acervo dos autores.

Capítulo 10   Exames do paciente com vistas à oclusão   137

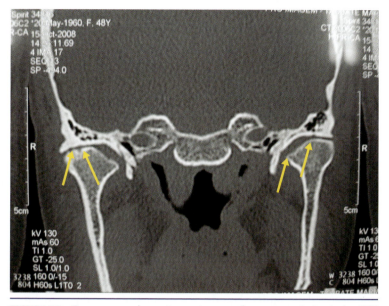

FIGURA 29 Exames complementares – tomografia computadorizada das ATM (articulações temporomandibulares), em corte frontal, da paciente da Figura 11. A degeneração articular causada pela artrose é visível em ambos os côndilos, pela alteração morfológica.

Fonte: Acervo dos autores.

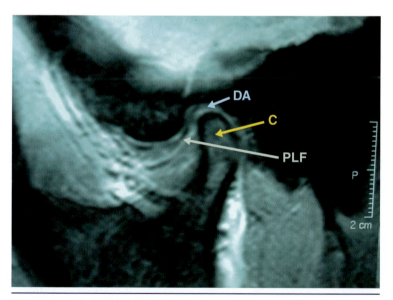

FIGURA 30 Exames complementares – ressonância magnética de ATM (articulação temporomandibular). Em DA, o disco articular; em C, o côndilo e, em PLF, os feixes superior e inferior do músculo pterigóideo lateral.

Fonte: Acervo dos autores.

morfológica e dos espaços articulares, análise de dimensão, fraturas e anquiloses); ultrassonografia (opção útil na avaliação da posição do disco nos distúrbios internos da ATM); cintilografia óssea (usada para definição de regiões neoplásicas, alterações do metabolismo e crescimento ósseo, além de sinovite e osteoartrite).

É importante ressaltar que exames complementares dispendiosos (como os de imagem mais elaborados) não precisam ser solicitados, a menos que sejam extremamente necessários para o diagnóstico, fato que não é comum em DTM, nas quais o diagnóstico é normalmente clínico. Assim, tais exames de imagem só devem ser solicitados se houver uma necessidade muita clara de seu uso, de modo a reduzir os custos para o sistema de saúde em geral e para o paciente em particular.

Um breve parêntese: protocolos de pesquisa clínica em disfunções temporomandibulares

Também é interessante observar que há protocolos de avaliação para o paciente com DTM para utilização em pesquisas clínicas, que envolvem anamnese e exame clínico voltados para DTM, e que também podem fornecer úteis subsídios para a atividade do clínico. Dentre esses protocolos, ressaltam-se o índice de Helkimo e, mais recentemente, o RDC/TMD (Research Diagnostic Criteria for Temporomandibular Disorders: http://www.rdc-tmdinternational.org).

Modelos de estudo montados em articulador

Os modelos montados em articulador são bastante úteis como auxiliares do diagnóstico da oclusão. Usualmente os modelos de estudo são utilizados no planejamento e na elaboração de planos de tratamento de reabilitações por próteses. Nesses casos, devem ser montados na posição atual de máxima intercuspidação (MI) ou na posição de máxima intercuspidação que será obtida após a reabilitação (relação central em dimensão vertical da oclusão). Na descrição deste capítulo, os modelos serão montados para estudo da oclusão de paciente totalmente dentado que pode ser portador de DTM. Nesse caso, será utilizada a posição de relação central (RC) para o registro da relação maxilomandibular, para permitir também a visualização do movimento de RC para oclusão central (OC, também chamada MI).

A montagem dos modelos de estudo em articulador pressupõe, obviamente, a obtenção de modelos obtidos a partir de bons moldes de alginato **(Figuras 31 e 32)**. Os moldes devem ser desinfectados em solução de hipoclorito a 2% durante 10 minutos, lavados e preenchidos com gesso tipo IV, para a obtenção dos modelos **(Figura 33)**.

Para montagem do modelo superior, utiliza-se o arco facial quando o articulador for semi ou totalmente ajustável. Entretanto, existem articuladores dotados de mesas de montagem que dispensam o uso do arco facial e dessa etapa clínica, sem grandes inconvenientes para o diagnóstico oclusal.

A forquilha do arco facial pode ser recoberta com cera 7 **(Figura 34)**, para permitir a marcação das incisais e pontas de cúspides do modelo superior **(Figuras 35 e 36)**, para posterior posicionamento na boca do paciente **(Figura 37)**. O paciente deve segurar a forquilha, e não mordê-la. O arco é então posicionado na face do paciente, finalizando no posicionamento demonstrado na **Figura 38**. Depois de ajustar a guia condilar do articulador para 30° **(Figura 39)**, conforme instrução do fabricante, o arco

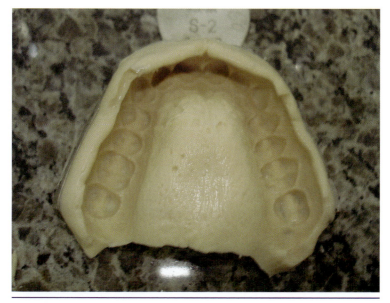

FIGURA 31 Molde superior em alginato.
Fonte: Acervo dos autores.

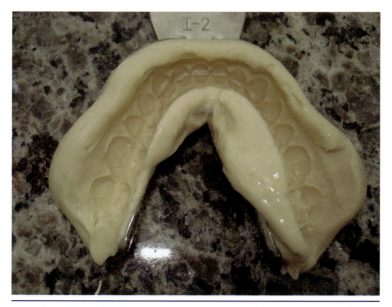

FIGURA 32 Molde inferior em alginato.
Fonte: Acervo dos autores.

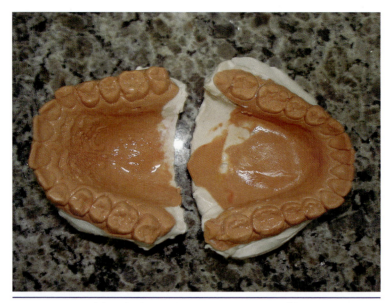

FIGURA 33 Modelos obtidos em gesso tipo IV (porção útil) e comum (corpo).
Fonte: Acervo dos autores.

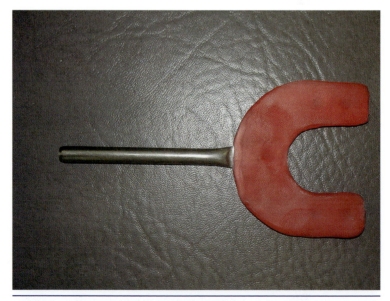

FIGURA 34 Forquilha do arco facial revestida com uma lâmina de cera 7 dobrada e recortada.
Fonte: Acervo dos autores.

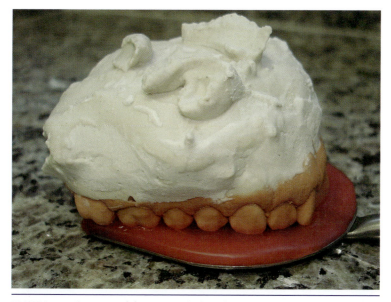

FIGURA 35 Com o modelo superior hidratado e a cera previamente plastificada em chama de lamparina, marcam-se as incisais e pontas de cúspide na cera, obtendo a estabilização sem básculas do modelo superior.

Fonte: Acervo dos autores.

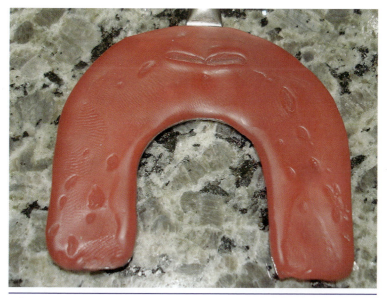

FIGURA 36 Marcações obtidas pelo procedimento descrito na figura anterior.

Fonte: Acervo dos autores.

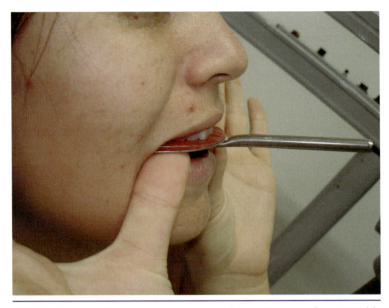

FIGURA 37 Forquilha posicionada na boca do paciente, que deve segurá-la como indicado, e não mordê-la.

Fonte: Acervo dos autores.

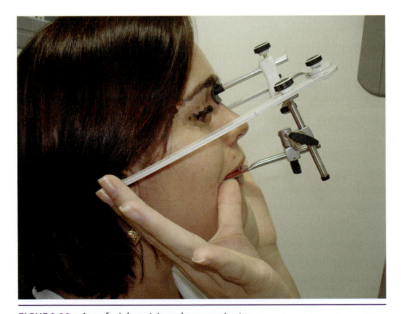

FIGURA 38 Arco facial posicionado no paciente.

Fonte: Acervo dos autores.

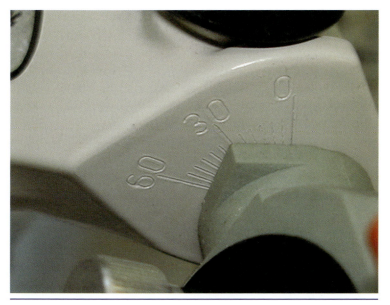

FIGURA 39 O ajuste da guia condilar em 30° para montagem do arco facial no articulador, conforme preconizado pelo fabricante.

Fonte: Acervo dos autores.

facial é posicionado no articulador **(Figura 40)** e o modelo superior, sobre a forquilha **(Figura 41)**. A seguir, se utiliza gesso para unir o modelo à plataforma de montagem do articulador. Com o registro de RC (obtido por registro em cera 7 mediante manipulação mandibular, sem contato direto entre os dentes antagonistas – **Figura 42**), o modelo inferior será posicionado ocluindo sobre o modelo superior já montado, com o articulador invertido, para permitir sua fixação na respectiva plataforma de montagem do articulador **(Figura 43)**.

Com o modelo inferior fixado no articulador, este pode ter suas guias e ângulos ajustados para uma média de valor de guia condilar (30°) e de ângulo de Bennett (15°), para os quais a literatura tem anotado resultados similares aos obtidos com a individualização (CARLSSON, 2010).

Se for optado pela individualização dos ângulos do articulador, devem ser feitos registros em cera 7 das lateralidades esquerda **(Figura 44)** e direita **(Figura 52)**.

Na sequência, colocam-se os modelos montados no articulador na mesma posição obtida pelo registro (neste caso, a lateralidade esquerda, **Figura 45**). Ocorrerá a movimentação do dispositivo condilar correspondente ao movimento, ou seja, o côndilo de balanceio (lado oposto ao movimento, neste caso o lado direito) vai para baixo, para frente e para medial **(Figura 46)**, seguindo a inclinação da guia condilar do paciente. Então encosta-se a parede superior da caixa condilar no dispositivo condilar **(Figura 47)** e anota-se o ângulo da guia condilar encontrado **(Figura 48)**.

Da mesma forma, encosta-se a aleta interna da caixa condilar no dispositivo

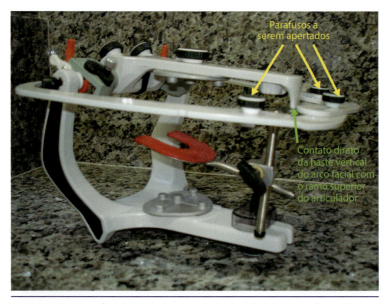

FIGURA 40 Arco facial montado no articulador. Todos os parafusos do arco devem ser apertados, e a haste horizontal do arco deve tocar o ramo superior do articulador.

Fonte: Acervo dos autores.

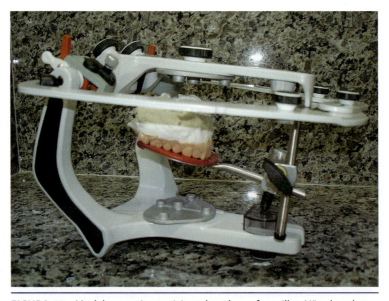

FIGURA 41 Modelo superior posicionado sobre a forquilha. Não deve haver báscula do modelo, e o gesso deve ser depositado sobre o corpo do modelo, para uni-lo à placa de montagem do ramo superior do articulador.

Fonte: Acervo dos autores.

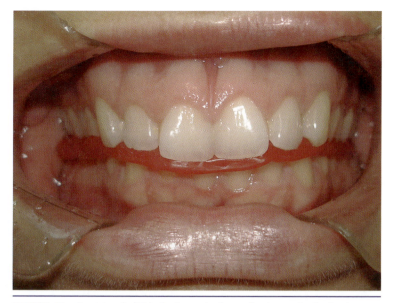

FIGURA 42 Registro de RC (relação central), mediante manipulação da mandíbula, sem contato dentário direto.

Fonte: Acervo dos autores.

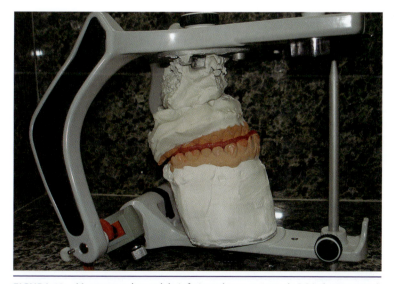

FIGURA 43 Montagem do modelo inferior sobre o registro de RC (relação central) posicionado sobre o modelo superior, com o articulador invertido. Com o pino-guia incisal em zero (ramos superior e inferior do articulador paralelos entre si), o modelo inferior é unido à plataforma de montagem do ramo inferior do articulador.

Fonte: Acervo dos autores.

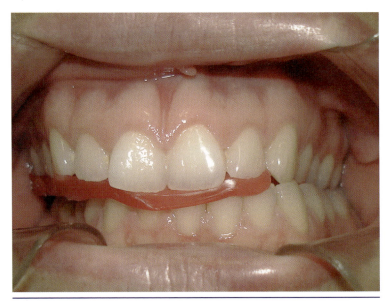

FIGURA 44 Registro de lateralidade esquerda.
Fonte: Acervo dos autores.

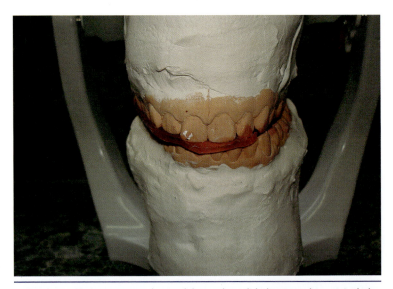

FIGURA 45 Posicionamento dos modelos em lateralidade esquerda no articulador, usando o registro obtido na figura anterior. Dessa forma, os dispositivos condilares do articulador reproduzirão o movimento de lateralidade e, desse modo, o dispositivo condilar de balanceio (direito) vai se posicionar para baixo, para a frente e para medial.
Fonte: Acervo dos autores.

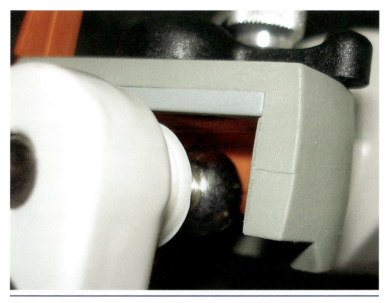

FIGURA 46 Dispositivo condilar direito posicionado para baixo, na posição de lateralidade esquerda. Observe que a guia condilar (teto da cavidade) não toca o côndilo.

Fonte: Acervo dos autores.

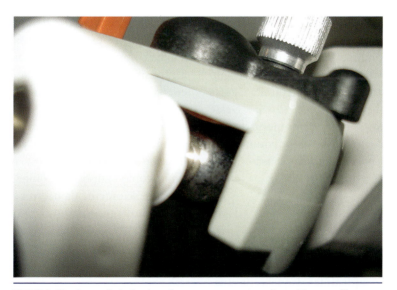

FIGURA 47 O teto é abaixado até tocar suavemente o dispositivo condilar, marcando assim o quanto este se movimentou para baixo e para a frente.

Fonte: Acervo dos autores.

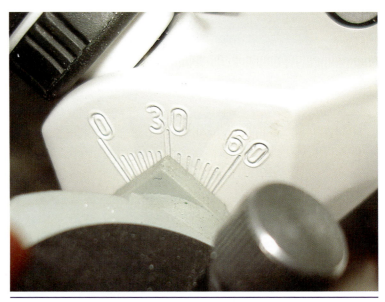

FIGURA 48 A inclinação deixada pelo teto na marcação da guia condilar é registrada individualizando o ângulo da guia condilar desse lado (direito).
Fonte: Acervo dos autores.

condilar para a individualização do ângulo de Bennett **(Figuras 49 e 50)** e anota-se o ângulo encontrado **(Figura 51)**.

O procedimento é repetido para o lado oposto, ou seja, lateralidade direita e guias do lado esquerdo **(Figuras 52 a 55)**. Desse modo, obtêm-se os modelos montados em articulador semiajustável individualizado **(Figura 56)** para análise da oclusão.

Um breve parêntese: diagnóstico diferencial

Na opinião dos autores, sempre que o paciente apresentar sintomas de DTM que envolvam áreas distintas daquelas de atuação do cirurgião-dentista, como frequentes queixas de dor de ouvido e dor de cabeça, é importante solicitar a avaliação de profissionais das áreas correspondentes (otorrinolaringologista e neurologista, respectivamente), para que se possa avaliar se não há comprometimento de outras estruturas e sistemas (auditivo, nervoso, vascular etc.) confundindo a sintomatologia, mesmo que sinais de DTM estejam presentes. Dessa forma, o cirurgião-dentista cumpre seu papel mais amplo de preservar a integridade física de seu paciente, de modo mais abrangente, como membro da equipe de saúde; e também se previne da ocorrência de erros graves de diagnóstico.

Escaneamento intraoral e moldagem digital

Ao adotar a tecnologia digital, o cirurgião-dentista elimina muitos processos com base química. Os sistemas digitais de moldagem e escaneamento em Odontologia foram

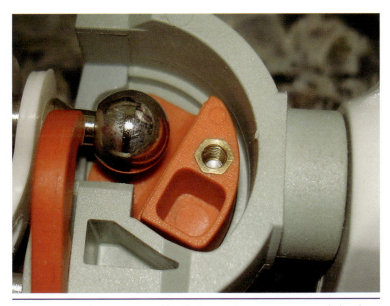

FIGURA 49 O dispositivo condilar direito movimenta-se para medial na lateralidade esquerda. Observe que a parede medial da cavidade articular não toca o dispositivo condilar.

Fonte: Acervo dos autores.

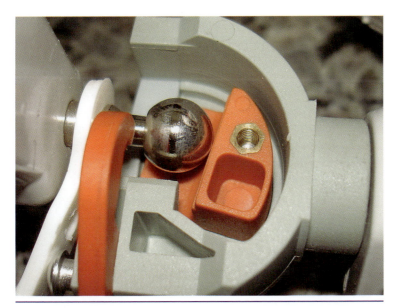

FIGURA 50 A parede medial é levada a encostar no dispositivo condilar, marcando assim o quanto este se movimentou para medial.

Fonte: Acervo dos autores.

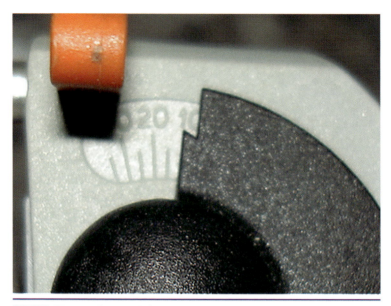

FIGURA 51 A inclinação definida pela parede medial é registrada como o ângulo de Bennett individualizado para esse lado (direito).
Fonte: Acervo dos autores.

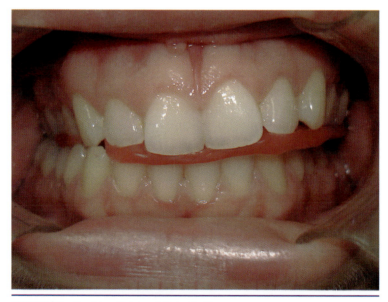

FIGURA 52 Registro da lateralidade direita.
Fonte: Acervo dos autores.

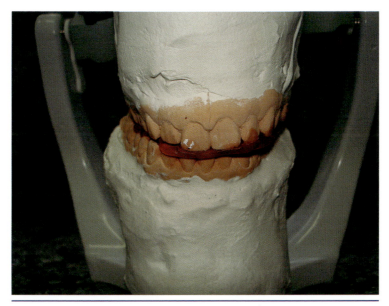

FIGURA 53 Transferência do registro de lateralidade direita para o articulador.
Fonte: Acervo dos autores.

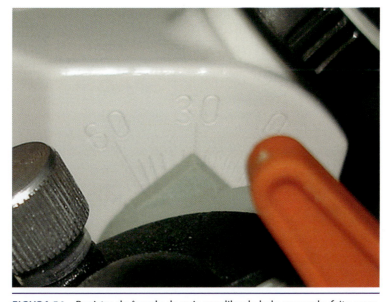

FIGURA 54 Registro do ângulo da guia condilar do lado esquerdo, feito a partir da lateralidade direita.
Fonte: Acervo dos autores.

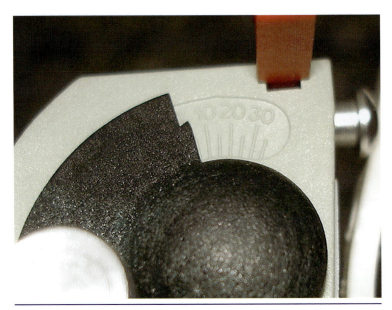

FIGURA 55 Registro do ângulo de Bennett do lado esquerdo, feito com a lateralidade direita.

Fonte: Acervo dos autores.

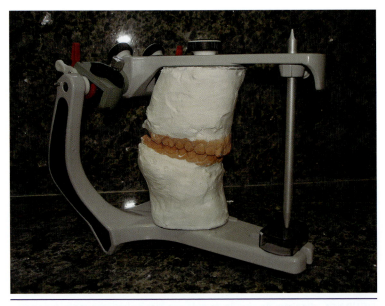

FIGURA 56 Modelos montados em articulador semiajustável, do tipo Arcon, com os ângulos devidamente individualizados.

Fonte: Acervo dos autores.

introduzidos na metade da década de 1980 e, desde então, as técnicas de escaneamento intraoral têm sido aperfeiçoadas e apresentam algumas vantagens sobre as técnicas convencionais. Alguns processos como a gelificação ou polimerização do material de moldagem e presa do gesso são evitados, bem como suas inerentes alterações dimensionais. Isso ocorre porque o escaneamento digital captura todos os elementos presentes na cavidade oral sem a necessidade do uso de produtos que recubram os dentes **(Figuras 57 a 59)**. Adicionalmente, o escaneamento permite capturar todos os tipos de preparo, tanto supra quanto subgengivais.

O registro da relação maxilomandibular, que é tradicionalmente realizado com o uso de materiais de silicone ou mordida em cera, passa a ser realizado digitalmente, sem a presença de materiais entre os dentes superiores e inferiores. Isso reduz significativamente o risco de obter uma relação interoclusal inadequada **(Figura 60)**.

A tecnologia CAD/CAM é um sistema digital e revolucionou a odontologia. Esse sistema pode ser dividido em procedimentos intraorais e de laboratório. É composto por um *scanner*, que faz a varredura das estruturas a serem copiadas, seja em boca, seja em modelos de gesso, e um computador com *software* que receberá esses dados e gerará uma imagem tridimensional das estruturas escaneadas.

O uso do CAD/CAM apresenta algumas vantagens na prática clínica, como a possibilidade de transferência de informações através dos meios de comunicação virtual, a facilidade de armazenamento e a possibilidade de realização de repetições, já que os modelos são computadorizados. Além disso, há a possibilidade de gerar simulações da oclusão dentária **(Figuras 61 a 63)**.

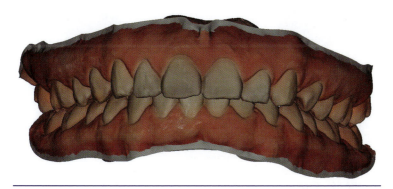

FIGURA 57 Escaneamento em oclusão. Scanner iTero.

Fonte: Imagem disponibilizada pela Corpus Radiologia Odontológica Pouso Alegre (MG) e publicada com a autorização do paciente.

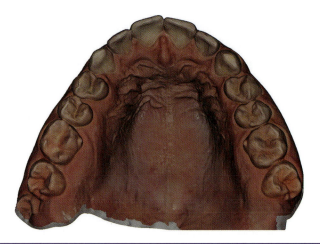

FIGURA 58 Escaneamento oclusal superior. Scanner iTero.

Fonte: Imagem disponibilizada pela Corpus Radiologia Odontológica Pouso Alegre (MG) e publicada com a autorização do paciente.

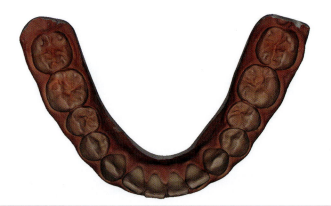

FIGURA 59 Escaneamento oclusal inferior. Scanner iTero.

Fonte: Imagem disponibilizada pela Corpus Radiologia Odontológica Pouso Alegre (MG) e publicada com a autorização do paciente.

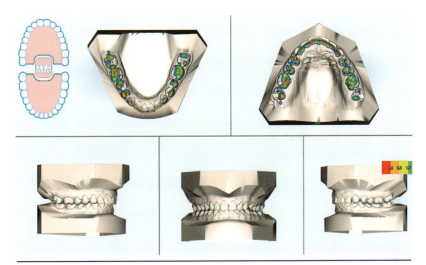

FIGURA 60 Registro oclusal.
Fonte: Imagem disponibilizada pela Corpus Radiologia Odontológica Pouso Alegre (MG) e publicada com a autorização do paciente.

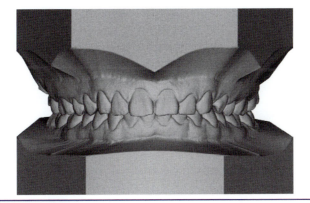

FIGURA 61 Modelo digital superior e inferior em RC (relação central).
Fonte: Imagem disponibilizada pela Corpus Radiologia Odontológica Pouso Alegre (MG) e publicada com a autorização do paciente.

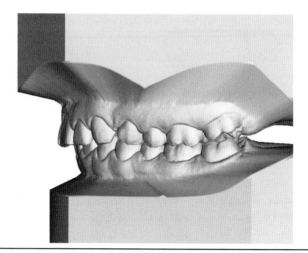

FIGURA 62 Modelo digital superior e inferior em RC (relação central), vista lateral esquerda.

Fonte: Imagem disponibilizada pela Corpus Radiologia Odontológica Pouso Alegre (MG) e publicada com a autorização do paciente.

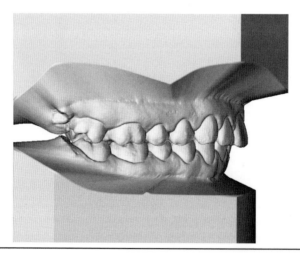

FIGURA 63 Modelo digital superior e inferior em RC (relação central), vista lateral direita.

Fonte: Imagem disponibilizada pela Corpus Radiologia Odontológica Pouso Alegre (MG) e publicada com a autorização do paciente.

Os modelos digitais podem ser compatibilizados com imagens de tomografia computadorizada, além de serem transmitidos via internet e impressos por prototipagem, quando necessário. Além disso, a precisão das impressões digitalizadas tem sido muito estudada, alcançando resultados favoráveis e considerada confiável para realizar diagnósticos e reabilitações orofaciais.

PARA LER MAIS

1. Austin DG, Pertes RA. Exame do paciente com DTM. In: Pertes RA, Gross SG. Tratamento clínico das disfunções temporomandibulares e da dor orofacial. São Paulo: Quintessence; 2005. p. 123-60.
2. Baracat LF, Teixeira AM, dos Santos MB, da Cunha Vde P, Marchini L. Patients' expectations before and evaluation after dental implant therapy. Clin Implant Dent Relat Res. 2011 Jun;13(2):141-5.
3. Bellini D, Dos Santos MB, De Paula Prisco Da Cunha V, Marchini L. Patients' expectations and satisfaction of complete denture therapy and correlation with locus of control. J Oral Rehabil. 2009 Sep;36(9):682-6.
4. Bosio J, Del Santo M, Jacob H. Odontologia digital contemporânea – scanners intraorais digitais. Orthod Sci Pract. 2017;10:355-62.
5. Carlsson, GE. Some dogmas related to prosthodontics, temporomandibular disorders and occlusion. Acta Odontol Scand. 2010;68:313-22.
6. Ferreira LA, Grossmann E, Januzzi E, De Paula MV et al. Diagnosis of temporomandibular joint disorders: indication of imaging exams. Braz J Otorhinolaryngol. 2016;82(3):341-52.
7. Gray RJM, Davies SJ, Quayle AA. A clinical guide to temporomandibular disorders. London: BDJ Books; 1997. p. 9-25.
8. Gui MS, Pedroni CR, Berzin F, Berni K, Forti F, Barbosa CMR. Electromyography activity and pain assessment of masticatory muscles in patients with fibromyalgia and temporomandibular disorder: A pilot study. In: 17th European Society of Biomechanics Congress, 2010, Edinburgh, UK. ESB2010 – Programme. Edinburgh, UK: The University of Edinburgh; 2010, v. 17, p. 73.
9. Marachlioglou CR, Dos Santos JF, Cunha VP, Marchini L. Expectations and final evaluation of complete dentures by patients, dentist and dental technician. J Oral Rehabil. 2010 Jul; 37(7):518-24.
10. Rizzatti-Barbosa CM. Pesquisa indica propensão feminina à disfunção. Jornal de Piracicaba. 18 ago 2009. p. 9.
11. Rizzatti-Barbosa CM, Andrade ED. Uso de medicamentos no tratamento das disfunções temporomandibulares. In: Andrade ED (org.). Terapêutica medicamentosa em odontologia. 3. ed. São Paulo: Artes Médicas; 2013.
12. Rizzatti-Barbosa CM, Da-Silva MCR. Pharmacologic management. In: Manfredini D (org.). Currents concepts on temporomandibular disorders. Berlin: Quintessence; 2010. p. 339-58.

Tratamento das disfunções temporomandibulares 11

Leonardo Marchini | Vicente de Paula Prisco da Cunha

INTRODUÇÃO

Considerando que a etiologia das disfunções temporomandibulares (DTM) ainda é motivo de debate, como foi discutido no Capítulo 9, fica claro que os tratamentos têm enorme variação, dependendo da forma como cada autor interpreta as possíveis causas dessas disfunções. A falta de consenso sobre o assunto e a profusão de possíveis terapias normalmente causam confusão para o estudante de Odontologia e muitas vezes até para o profissional que já exerce a atividade clínica. Este talvez seja o motivo pelo qual numerosos profissionais não atendem pacientes com DTM em seus consultórios, embora a maior parte desses casos esteja dentro do âmbito de atuação do clínico geral.

A falta de consenso para o tratamento dos pacientes com DTM deve-se a vários fatores, mas o principal é a ausência de trabalhos clínicos com metodologia apropriada para avaliação das medidas terapêuticas disponíveis, comparando-as entre si e com o não tratamento (grupo controle), de preferência durante longos períodos. No entanto, essa tem sido uma preocupação dos pesquisadores recentemente e algumas questões já foram esclarecidas. Assim, é possível ao menos apontar alguns dos tratamentos que têm apresentado bons resultados de acordo com a literatura atual.

Como princípio fundamental (antigo, mas também consagrado nos trabalhos mais recentes), deve ser dada preferência a tratamentos reversíveis, não invasivos e de menor custo, os quais têm demonstrado excelentes resultados em DTM.

Também é relevante ressaltar a importância de conhecer apropriadamente não só as alterações mais frequentemente encontradas sob a denominação comum de DTM, mas também conhecer adequadamente o paciente que as possui, seu contexto psicossocial e acompanhar atentamente suas reações diante do tratamento instituído.

Embora grande parte das DTM possa ser tratada de maneira similar, como será discutido a seguir, muitas vezes é necessário alterar condutas em face de alterações específicas ou de condições individuais de cada paciente.

TRATAMENTOS PARA AS ALTERAÇÕES MUSCULARES

Os pacientes cuja sintomatologia é principalmente muscular formam a grande maioria dos casos de DTM que se apresentam ao clínico, e são normalmente diagnosticados mediante a realização dos exames descritos no Capítulo 10. Nesses casos, além dos relatos colhidos na anamnese, as palpações muscular e articular normalmente exercem um papel importante. Em casos de DTM com preponderância de sintomatologia muscular, normalmente há palpação muscular positiva e articular negativa. Deve-se tomar cuidado nos casos em que há ruído articular, o qual deve ser avaliado cuidadosamente, para identificação da origem do ruído e qual sua participação no quadro álgico.

Uma vez refutadas outras hipóteses para a sintomatologia do paciente e diagnosticada a DTM, cabe ressaltar que o passo mais importante a seguir é informar o paciente sobre seu diagnóstico, sua natureza benigna e a viabilidade de condutas terapêuticas simples que poderão retorná-lo à condição de saúde.

Se houver algo que o indivíduo possa fazer para auxiliar no controle das causas da DTM (cessar hábitos parafuncionais, diminuir o estresse emocional, entre outros), o paciente deve ser alertado para buscar fazê-lo. Somente essa orientação já traz efeitos benéficos, como a diminuição da sintomatologia, para muitos pacientes. Portanto, deve sempre ser feita pelo profissional.

Uma vez diagnosticada a principal alteração presente (dor muscular), sua causa deve ser investigada (ver Figura 1 do Capítulo 9). Se decorrente de uma inflamação muscular causada por trauma mecânico, apenas o controle da dor e da inflamação é suficiente. No entanto, se a inflamação muscular for decorrente de hiperatividade muscular, o tratamento pode se voltar para o controle das causas da hiperatividade muscular (que será avaliada mediante anamnese e exame clínico).

Meios terapêuticos de controle da inflamação muscular em quadros agudos

Considerando que a dor muscular geralmente é promovida pela inflamação muscular, o controle da sintomatologia aguda geralmente pode ser obtido por meios terapêuticos de controle da inflamação muscular, como medicamentos, terapia com calor, massagem da musculatura e estiramento muscular.

Nos casos de DTM de origem muscular, os medicamentos podem ser associações de anti-inflamatórios, analgésicos e relaxantes musculares. Uma vez associados, atuam melhor no controle da dor e nos casos nos quais a hiperatividade muscular também está envolvida. O medicamento Tandrilax® é um exemplo desse tipo de associação: reúne o paracetamol (analgésico), o carisoprodol (relaxante muscular), o diclofenaco sódico (anti-inflamatório) e a cafeína (diminui o sono causado pelo carisoprodol e potencializa o efeito analgésico do paracetamol). Outros medicamentos semelhantes no mercado nacional são Dorilax® (carisoprodol, paracetamol e cafeína) e Dorflex® (dipirona sódica, cafeína e orfenadrina). São drogas de uso oral, na posologia usual de 3 vezes ao dia (a cada 8 horas), por 5 ou 7 dias.

Os principais problemas com o uso de medicamentos são: o fato de não agirem (na maior parte das vezes) na causa primária, que gerou a inflamação; os possíveis efeitos colaterais; o fato de alguns pacientes poderem apresentar reações de hipersensibilidade a um ou mais componentes da fórmula, bem como o efeito não duradouro dos fármacos (o que pode ser um inconveniente, na dependência das causas da sintomatologia). No entanto, os medicamentos são uma boa alternativa terapêutica em casos agudos. Em casos crônicos, o uso contínuo de medicamentos pode levar a efeitos colaterais graves.

A terapia com calor também obtém resultados satisfatórios na redução da sintomatologia. Embora não atue na causa da alteração (na maior parte das vezes) e não tenha efeito duradouro, não apresenta os inconvenientes efeitos colaterais dos medicamentos, nem o risco de intolerância toxicológica. Desse modo, é uma alternativa adequada para casos agudos, nos quais não se pode atuar de outra forma (p. ex., em pacientes com restrições a medicamentos). Também podem ser utilizados com outras formas de terapia (medicamentos, massagens), potencializando seus efeitos.

Normalmente, a terapia é feita com bolsa de água quente, enrolada em uma toalha de rosto que deve ser utilizada sobre a musculatura afetada, na região de masseter e/ou temporal, por pelo menos 15 minutos, 2 ou 3 vezes ao dia, dependendo da intensidade da dor.

A massagem da musculatura afetada também propicia uma diminuição da inflamação muscular, promovendo um aumento do fluxo sanguíneo na região. Pode ser feita pelo cirurgião-dentista, pelo fisioterapeuta e, na forma mais superficial, pelo próprio paciente.

Da mesma forma que a terapia com calor, também não atua na causa da alteração (na maior parte das vezes) e não tem efeito duradouro. No entanto, não tem os inconvenientes efeitos colaterais dos medicamentos, nem o risco de intolerância toxicológica. Pode ser associada à terapia com calor, bem como aos medicamentos, potencializando sua ação. Pode ser aplicada repetidas vezes, ou apenas no tratamento da dor aguda (situação mais comum).

O estiramento muscular pode ser obtido por manipulação, que normalmente envolve a abertura da boca, e é uma forma muito eficaz de obter alívio da sintomatologia muscular. Pode ser realizado pelo cirurgião-dentista ou pelo fisioterapeuta e suas vantagens e desvantagens assemelham-se às da terapia com calor e massagem muscular.

Existem também outras formas de gerenciar a inflamação muscular, a maioria realizada pelo fisioterapeuta, e que podem obter bons resultados, como a estimulação nervosa elétrica transcutânea (TENS), iontoforese, ultrassom, entre outros.

O **Quadro 1** resume alguns dos meios mais utilizados pelos cirurgiões-dentistas para o controle da inflamação muscular em casos de DTM de origem muscular com sintomatologia aguda. Alguns dos meios citados também podem auxiliar no controle da dor em casos crônicos, embora geralmente não mostrem resultados tão bons quanto em quadros agudos.

Placas oclusais (placas estabilizadoras)

Existem vários tipos de placas oclusais e, neste volume, vamos nos referir apenas à placa estabilizadora (também chamada placa de relaxamento muscular), ou seja, a placa de resina acrílica, rígida, plana e com contatos simultâneos e bilaterais dos dentes anteriores e posteriores em cêntrica, com ou sem guias anteriores.

As placas oclusais são uma das formas de terapia mais empregadas para o tratamento das DTM de origem muscular e, muitas vezes, também das DTM intra-articulares. No entanto, seu modo de ação não está plenamente esclarecido, embora haja várias teorias a esse respeito **(Quadro 2)**, e não há consenso quanto à sua utilização clínica.

Embora fartamente utilizadas na clínica diária para tratamento das DTM, a falta de consenso quanto ao uso da placa decorre principalmente da ausência de número suficiente de estudos clínicos duplos-cegos, com grupo controle adequado e em longos períodos, que possam fornecer evidências científicas sólidas quanto à validade dessa terapia, e não por ter demonstrado insucesso terapêutico ou importantes contraindicações e/ou efeitos colaterais (quando utilizadas corretamente).

No entanto, as placas oclusais oferecem algumas vantagens que explicam seu uso clínico, como: melhora da sintomatologia dolorosa

| Quadro 1 | Resumo de alguns meios frequentemente utilizados pelos cirurgiões-dentistas para o gerenciamento imediato da inflamação muscular em casos de DTM de origem muscular com sintomatologia aguda. |

Terapia	Uso clínico	Vantagens	Desvantagens
Medicamentos	Tandrilax®, 1 comprimido a cada 8 horas por 7 dias Dorilax®, 1 comprimido a cada 8 horas por 7 dias Dorflex®, 1 comprimido a cada 8 horas por 7 dias	Efeito rápido Não exigem equipamentos	Não agem na causa da inflamação Efeitos colaterais Intolerância a um ou mais componentes da fórmula Efeito não duradouro
Terapia com calor	Bolsa de água quente, envolta em uma toalha de rosto, por 15 minutos, de 2 a 3 vezes ao dia	Efeito rápido Não exige equipamentos Não apresenta efeitos colaterais importantes Não há intolerância	Não age na causa da inflamação Efeito não duradouro
Massagem da musculatura	Aplicada na musculatura mastigatória e na região cervical, no consultório	Efeito rápido Não exige equipamentos Não apresenta efeitos colaterais importantes Não há intolerância	Não age na causa da inflamação Efeito não duradouro
Estiramento muscular	Realizado pelo cirurgião-dentista, mediante exercício de abertura bucal ou manutenção de abertura bucal com recursos simples (p. ex., espátulas de madeira)	Efeito rápido Não exige equipamentos Não apresenta efeitos colaterais importantes Não há intolerância	Não age na causa da inflamação Efeito não duradouro

em grande parte dos casos; não é invasiva; é reversível; permite sua utilização como recurso diagnóstico; tem custo acessível; e a técnica é simples. Dessa forma, atualmente os autores julgam seu uso justificável e mesmo recomendável em grande parte dos casos de dor muscular, particularmente os casos crônicos ou nos quais os fatores etiológicos não puderam ser totalmente controlados. A placa pode ainda ser utilizada para proteção dos componentes do sistema mastigatório em pacientes com bruxismo (a placa não trata o bruxismo, apenas minimiza suas consequências ao sistema mastigatório).

As placas podem ser parciais (anteriores) ou totais, superiores ou inferiores. Em geral, as placas anteriores são utilizadas inicialmente, em quadros agudos de dor muscular, nos quais o envolvimento articular foi descartado. Isso ocorre porque essas placas são confeccionadas rapidamente, no consultório **(Figuras 1 a 5)**, mas, por não oferecerem

Quadro 2	Resumo das teorias propostas para explicar a ação das placas oclusais (placas estabilizadoras) no tratamento das DTM.[1]

- Obtenção de estabilidade mandibular em cêntrica
- Desprogramação neuromuscular[2]
- Aumento da dimensão vertical
- Leve alongamento da musculatura mastigatória, em posição de RC[3]
- Modificação da relação côndilo/fossa mandibular
- Absorção parcial dos esforços oriundos da plataforma oclusal
- Relaxamento da musculatura mastigatória[4]
- Auxilia na percepção de hábitos parafuncionais
- Efeito placebo

[1] As placas estabilizadoras podem ainda proteger os componentes do sistema mastigatório durante a vigência do bruxismo.
[2] Quando o paciente passa a usar a placa, os contatos interferentes deixam de ocorrer e a musculatura deixa de utilizar as posições mandibulares inadequadas que ocorriam para evitar os contatos interferentes, uma vez que a placa estabiliza a mandíbula.
[3] Como a placa afasta ligeiramente a mandíbula da maxila, os músculos mastigatórios também permanecem alongados durante o uso da placa, fato que promove melhora da dor muscular.
[4] Em decorrência da desprogramação neuromuscular e/ou do alongamento da musculatura mastigatória.

Fonte: Adaptado de Carlsson (2010).

estabilidade à mandíbula, devem ser utilizadas por curtos períodos (15 dias).

As placas totais são as mais recomendadas para uso prolongado e podem ser confeccionadas tanto para o arco superior **(Figura 6)** quanto para o arco inferior **(Figura 7)**. Podem ser feitas em laboratório, como as placas das **Figuras 6 e 7**, a partir de modelos montados em articulador, sobre os quais as placas são enceradas e posteriormente acrilizadas em resina termicamente ativada; ou pode ser feita sobre uma placa de acetato, direto no consultório **(Figuras 8 a 16)**. Considerando que ambas têm o mesmo desenho e a mesma função, as placas feitas em laboratório têm maior longevidade, melhor estética e maior custo, quando comparadas às feitas no consultório, que, por sua vez, apresentam a vantagem de serem confeccionadas rapidamente, podendo ser utilizadas em casos agudos sem a necessidade de terapia auxiliar.

As placas oclusais podem ser confeccionadas para pacientes com próteses removíveis ou fixas, sobre dentes ou sobre implantes, e podem ainda conter dentes, em casos nos quais os pacientes ainda não tenham próteses **(Figuras 17 e 18)**.

Outras formas de gerenciamento da disfunção temporomandibular

O tratamento também depende de como a dor muscular está instalada. Casos de dor crônica, com fenômenos de dor referida, pontos-gatilho e/ou dor persistente podem exigir tratamentos que envolvam medicação para atuar no SNC. No entanto, esses casos são bem mais raros no consultório do clínico geral e podem ser indicados para um especialista. Tratamentos complementares, como a utilização terapêutica de *lasers* de baixa frequência e acupuntura **(Figuras 19 e 20)** também são auxiliares importantes em casos de dor crônica e refratária às terapias convencionais.

Um dado que vem se tornando cada vez mais instigante na literatura é o papel do efeito placebo nas terapias para DTM. Alguns estudos têm sugerido que dispositivos não oclusais (como o das **Figuras 21 e 22**) têm

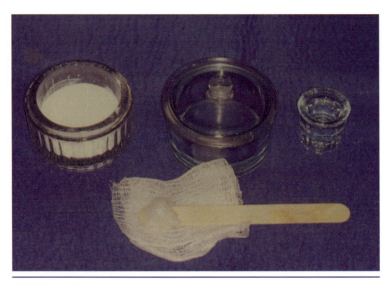

FIGURA 1 Material necessário para confecção de uma placa anterior, em consultório.

Fonte: Acervo dos autores.

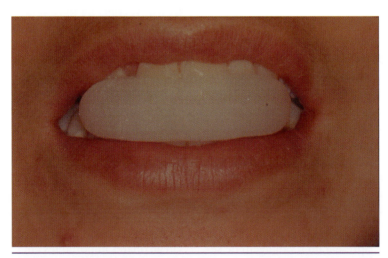

FIGURA 2 Após a confecção de um rolete de resina acrílica incolor quimicamente ativada, este deve ser posicionado sobre os incisivos superiores, na fase plástica e adaptado às superfícies vestibular e lingual. Durante a polimerização, o rolete deve ser posicionado e removido várias vezes, diminuindo assim o efeito térmico gerado pela exotermia. A face oclusal deve ser mantida plana e com o maior número de contatos com os dentes antagonistas.

Fonte: Acervo dos autores.

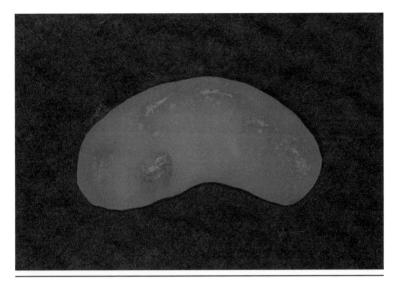

FIGURA 3 Face interna da placa anterior.
Fonte: Acervo dos autores.

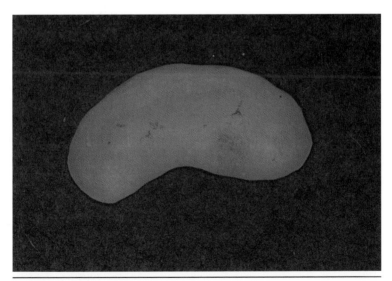

FIGURA 4 Face oclusal da placa anterior.
Fonte: Acervo dos autores.

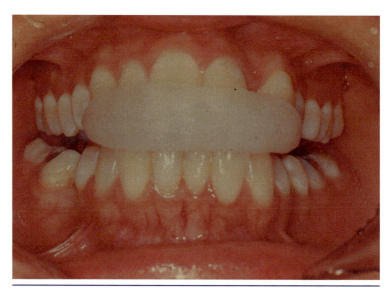

FIGURA 5 Placa anterior em posição na boca. Após a polimerização, devem ser observados os contatos com os antagonistas e proporcionado acabamento e polimento à peça.

Fonte: Acervo dos autores.

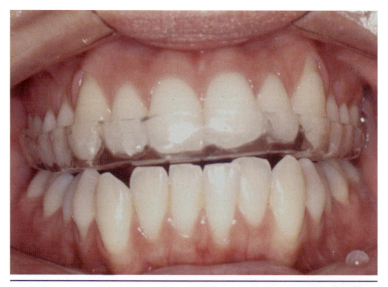

FIGURA 6 Placa de recobrimento total, confeccionada para o arco superior, em laboratório. Observe como a qualidade de polimerização e acabamento é superior, quando comparada à das placas das Figuras 5 e 15.

Fonte: Acervo dos autores.

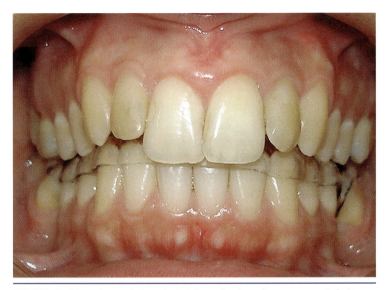

FIGURA 7 Placa de recobrimento total, confeccionada para o arco inferior.
Fonte: Acervo dos autores.

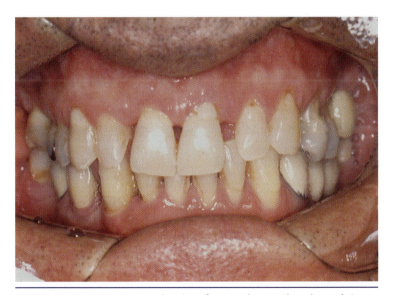

FIGURA 8 Paciente para o qual será confeccionada uma placa de recobrimento total sobre acetato.
Fonte: Acervo dos autores.

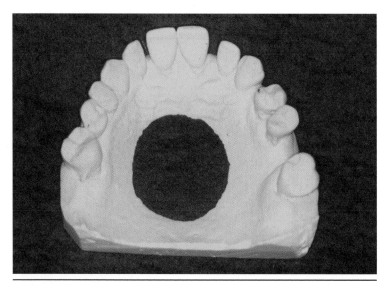

FIGURA 9 Modelo obtido a partir de molde em alginato, já perfurado na base para permitir melhor formação de vácuo na plastificadora das placas de acetato.
Fonte: Acervo dos autores.

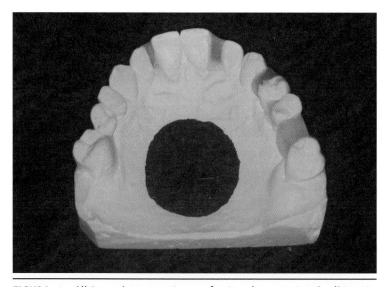

FIGURA 10 Alívio nas áreas retentivas confeccionados em resina. Os alívios não podem ser em cera em virtude do aquecimento das placas na plastificadora, o que eliminaria parte do alívio obtido.
Fonte: Acervo dos autores.

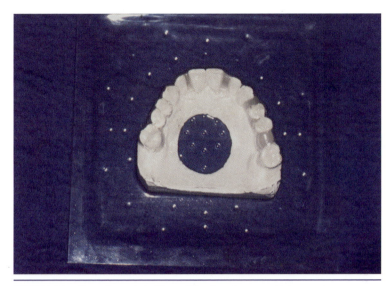

FIGURA 11 Placa de acetato já plastificada sobre o modelo.
Fonte: Acervo dos autores.

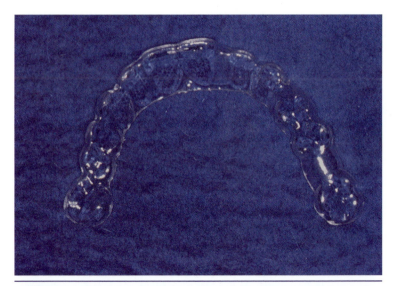

FIGURA 12 Placa de acetato recortada do modelo. Observe que a placa é edentada e, portanto, não apresenta os requisitos de uma placa estabilizadora (que deve ser plana).
Fonte: Acervo dos autores.

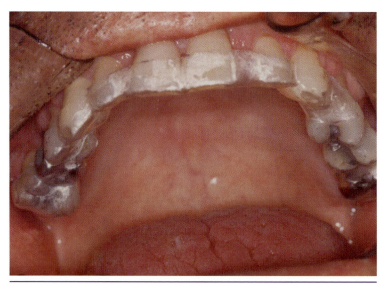

FIGURA 13 Prova do acetato na boca e verificação da retenção proporcionada.
Fonte: Acervo dos autores.

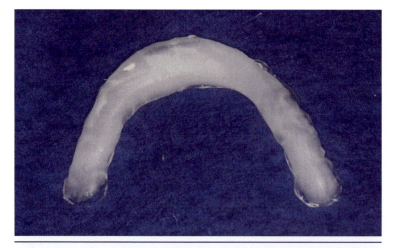

FIGURA 14 Aplicação da resina sobre o acetato para tornar a placa plana. A placa com a resina é levada em posição na boca, e o paciente deve ocluir levemente, marcando as pontas de cúspides e incisais na resina. Após a polimerização da resina, as marcações são removidas por desgaste, mantendo apenas o contato com o antagonista, sem a endentação.
Fonte: Acervo dos autores.

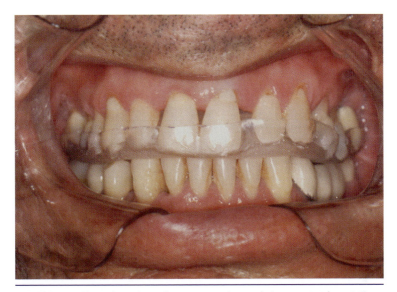

FIGURA 15 Placa de resina sobre acetato, de recobrimento total, posicionada na boca.

Fonte: Acervo dos autores.

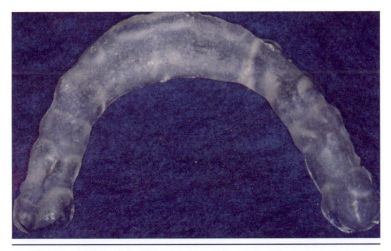

FIGURA 16 Aspecto oclusal da placa de resina sobre acetato, de recobrimento total, que deve ser plana para agir como uma placa estabilizadora.

Fonte: Acervo dos autores.

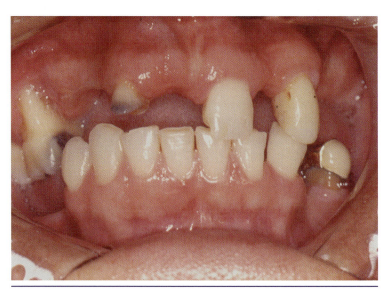

FIGURA 17 Paciente com DTM (disfunção temporomandibular) apresentando várias ausências dentárias.

Fonte: Acervo dos autores.

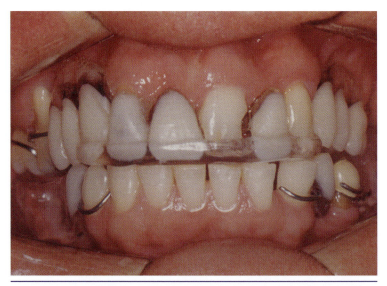

FIGURA 18 Placa confeccionada para o paciente da Figura 17, em laboratório, e com dentes, para alívio da sintomatologia e melhora do aspecto estético antes da confecção das próteses.

Fonte: Acervo dos autores.

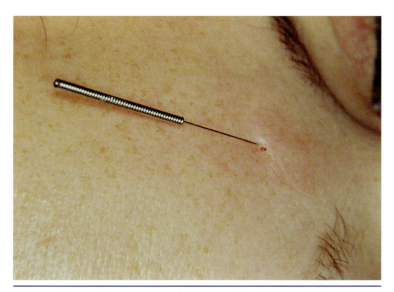

FIGURA 19 Acupuntura em ponto da face, para alívio da sintomatologia dolorosa.
Fonte: Acervo dos autores.

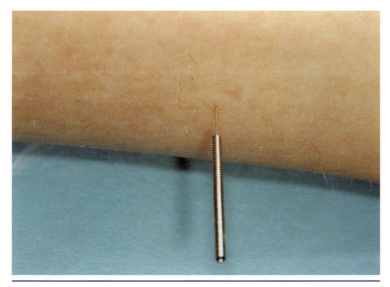

FIGURA 20 Acupuntura em ponto no braço, para alívio da sintomatologia dolorosa.
Fonte: Acervo dos autores.

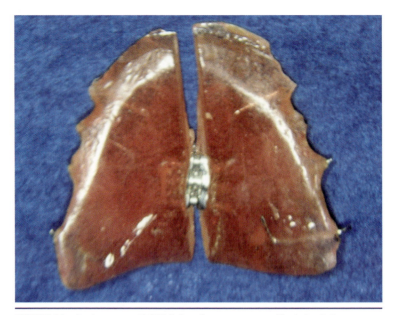

FIGURA 21   Paciente com DTM (disfunção temporomandibular) crônica se apresentou para o tratamento portando o aparelho mostrado na figura, única solução, segundo ele, para melhorar a sintomatologia dolorosa.

Fonte: Acervo dos autores.

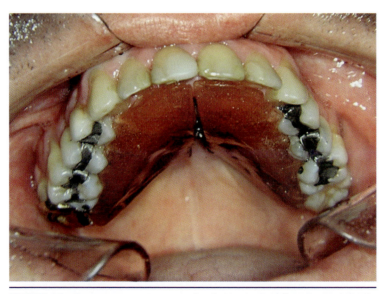

FIGURA 22   No entanto, como se pode observar, não há qualquer atuação oclusal do aparelho, o que faz deste caso um exemplo típico de efeito placebo.

Fonte: Acervo dos autores.

efeito similar ao das placas oclusais e outras terapias para DTM. Como discutido anteriormente, a dor tem grande influência do sistema nervoso central, principalmente os quadros de dor crônica, como acontece em muitos dos casos de DTM e talvez resida nesse fato a explicação (ainda desconhecida) para esses achados.

Um breve parêntese: o tratamento das disfunções temporomandibulares de origem articular

As DTM de origem articular são, na maioria dos casos, de tratamento mais complexo e, portanto, mais afeito à clínica de especialidade, não fazendo parte do escopo deste volume. No entanto, algumas das DTM de origem articular, cuja causa esteja relacionada com a hiperatividade muscular (como o deslocamento de disco com redução), podem se beneficiar das terapias descritas neste capítulo, principalmente das placas oclusais. Do mesmo modo, as alterações inflamatórias das ATM de causa conhecida também podem se beneficiar de algumas terapias de controle da inflamação (medicamentos e calor), com bons resultados. O mesmo ocorre quanto ao gerenciamento das dores articulares crônicas com a utilização de *laser* de baixa intensidade, acupuntura e outras terapias complementares.

PARA LER MAIS

1. Gray RJM, Davies SJ, Quayle AA. A clinical guide to temporomandibular disorders. London: BDJ Books; 1997. p. 31-60.
2. Hersh EV, Balasubramaniam R, Pinto A. Pharmacologic management of temporomandibular disorders. Oral Maxillofac Surg Clin North Am. 2008;20(2):197-210.
3. List T, Axelsson S. Management of TMD: evidence from systematic reviews and meta-analyses. J Oral Rehabil. 2010;37(6):430-51. Epub 2010 Apr 20.
4. McNeely ML, Armijo Olivo S, Magee DJ. A systematic review of the effectiveness of physical therapy interventions for temporomandibular disorders. Phys Ther. 2006;86(5):710-25.
5. Milosevic A. Occlusion 2: Occlusal splints, analysis and adjustment. Dent Update. 2003; 30:416-22.

Fluxo digital na análise oclusal e confecção de placas oclusais 12

Indyara Cerutti | Ana Paula Pinto Martins | Mateus Bertolini Fernandes dos Santos

INTRODUÇÃO

Com o avanço da Odontologia e o surgimento de novas tecnologias, sistemas de digitalização intraoral e de manipulação de imagens 3D foram introduzidos na área odontológica, tornando-se um instrumento eficaz de auxílio na prática clínica (TING-SHU & JIAN, 2015).

Uma das principais ferramentas que a Odontologia digital tem a oferecer é simplificar a comunicação com o paciente. O profissional consegue detalhar as opções de tratamento com imagens do próprio caso do paciente obtidas por escaneamento 3D e, pela manipulação de tais imagens, torna-se possível apresentar detalhes e explicações de forma simplificada sobre o caso e as possibilidades de tratamento propostas. Além disso, o escaneamento 3D proporciona conforto aos pacientes, que apreciam o processo de aquisição das imagens e se mostram curiosos para ver o resultado, diferentemente das moldagens convencionais (YUZBASIOGLU et al., 2014). Outra vantagem dessa tecnologia é a possibilidade de armazenamento desses arquivos; diferentemente dos modelos de gesso que ocupam espaço físico e podem sofrer alterações, os arquivos digitais podem ser salvos e guardados para que possam ser facilmente acessados a qualquer momento (DALSTRA & MEISEN, 2009).

Contudo, deve-se ter cuidado ao utilizar tais ferramentas, pois apresentam algumas dificuldades que podem se tornar limitações em casos da falta de treinamento adequado dos operadores, como términos profundos, presença de saliva ou sangue, pacientes com pouca mobilidade da mucosa e acesso em algumas áreas intraorais.

No entanto, ressalta-se que tais dificuldades não ocorrem apenas quando se utilizam aparelhos de escaneamento intraoral para obtenção de modelos virtuais; todas as características mencionadas também acarretam dificuldades na obtenção de modelos com moldagens convencionais. Outro fator que acaba limitando o uso do escaneamento intraoral é o custo elevado de aquisição dos equipamentos e a carência de profissionais habilitados a fazer bom uso dessa tecnologia.

Neste capítulo, serão abordados aspectos teóricos e técnicos que devem ser considerados quando se pretende confeccionar placas oclusais por fluxo digital, incluindo escaneamento intraoral, avaliação oclusal, planejamento e confecção da placa oclusal estabilizadora.

ESCANEAMENTO INTRAORAL

Os *scanners* intraorais são dispositivos de captura direta de imagens em odontologia, eles projetam uma luz no objeto a ser digitalizado, como arcos dentários e tecidos moles, gerando uma imagem precisa de cópia dessas estruturas (MANGANO et al., 2017). A precisão da digitalização das arcadas já foi objeto de estudo de diversas pesquisas que mostram que, apesar do aprimoramento de técnicas e materiais de moldagem, em alguns casos os resultados na prática clínica ainda são limitados e, como forma de melhoria, uma abordagem pela digitalização das arcadas tem sido a escolha, uma vez que a digitalização elimina a moldagem convencional propensa a erros além do modelo de gesso, garantindo, assim, alto grau de precisão quando executada por operadores bem treinados (SEELBACH, BRUECKEL & WÖSTMANN, 2013; MAI et al., 2020).

Neste contexto, é importante frisar que a precisão dos escaneamentos obtidos depende do equipamento escolhido, da escolha dos diferentes algoritmos de ajuste e suavização que são selecionados após o processamento, da calibração do equipamento e ainda depende do operador, incluindo manuseio, curva de aprendizagem, condições de digitalização e ângulo de varredura (REVILLA-LEÓN et al., 2020).

Neste capítulo será detalhada a realização do escaneamento intraoral utilizando o *scanner* CS3600-Carestream (Carestream Dental Brasil, São José dos Campos, SP). O primeiro passo para a execução do escaneamento consiste na realização do cadastro do paciente no banco de dados do *software*, em que informações como nome completo, data de nascimento, ordem de serviço e sexo do paciente devem ser preenchidas.

Como o *software* desse dispositivo de escaneamento não possui uma função específica para escaneamento com a finalidade de confecção de placas oclusais estabilizadoras, o operador deve optar pela opção escaneamento para "Ortodontia".

A sequência do escaneamento é definida pelo operador, ficando a critério dele decidir se a digitalização se inicia pela maxila ou mandíbula. No entanto, vale lembrar que, no *scanner* CS3600-Carestream, um ícone com acendimento de luz azul indica qual arco está sendo digitalizado e que este deve estar em concordância com a digitalização que está sendo realizada, maxila/mandíbula/oclusão **(Figura 1)**.

A sequência que compõe a ordem do escaneamento é sugerida pelo fabricante do equipamento, que indica que a digitalização deve ser realizada primeiro em toda a face oclusal, seguida pela varredura das superfícies linguais dos dentes e áreas de tecidos moles e, por fim, as superfícies vestibulares dos dentes, palato e áreas de tecidos moles.

REGISTRO MAXILOMANDIBULAR PELO FLUXO DIGITAL

Finalizada a digitalização de ambos os arcos, o registro maxilomandibular é realizado. Para confecção de placas oclusais estabilizadoras, sugere-se a utilização do JIG como método de registro da relação maxilomandibular.

O JIG consiste em um dispositivo usualmente confeccionado em resina acrílica que tem como objetivo desocluir os dentes posteriores, deixando-os com a menor desoclusão possível a fim de manter os côndilos do paciente na posição de relação cêntrica. Esse registro maxilomandibular é de extrema importância para que se possa analisar a oclusão, simular os movimentos mandibulares do paciente e planejar o caso adequadamente, como será visto a seguir.

Com a finalização do registro maxilomandibular no escaneamento intraoral, o processamento da imagem é realizado e o arquivo é gerado, o qual é exportado no formato STL para que a confecção da placa possa ser realizada **(Figura 2)**.

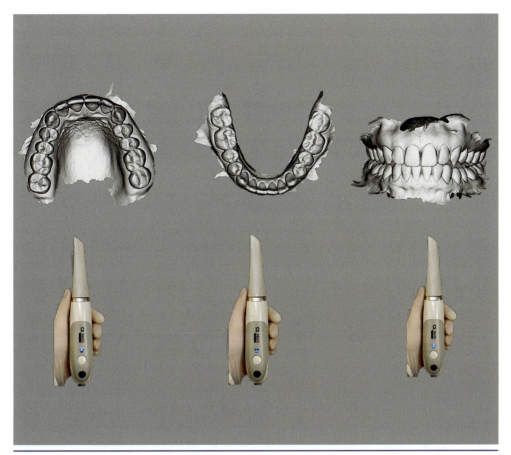

FIGURA 1 Luzes no corpo do dispositivo de escaneamento indicam qual região/tipo de escaneamento está sendo realizado. Maxila (*à esquerda*), mandíbula (*no centro*) e oclusão (*à direita*).

Fonte: Acervo dos autores.

ARTICULADOR VIRTUAL E ANÁLISE OCLUSAL

A análise oclusal, seja ela física, seja virtual, é um fator de extrema relevância a ser considerada na Odontologia, especialmente quando se considera o planejamento e confecção de placas estabilizadoras, pois a estabilidade oclusal desse dispositivo é um dos principais fatores para o sucesso do tratamento (LAM et al., 2018). A confecção de registro oclusal do tipo JIG e a tomada de oclusão utilizando-o para a obtenção da relação maxilomandibular mostraram-se adequadas para promover a correta simulação de contatos oclusais estáticos e dinâmicos gerados por modelos digitais, obtidos a partir de escaneamento intraoral (OKESON, 2008; OLIVEIRA, BOHNER & NETO, 2016).

O articulador virtual pode ser definido como uma ferramenta de *software* que possibilita um melhor resultado clínico baseado na tecnologia da realidade virtual. Existem dois tipos de articuladores virtuais: o completamente ajustável e o matematicamente simulado (DRISCOLL et al., 2017).

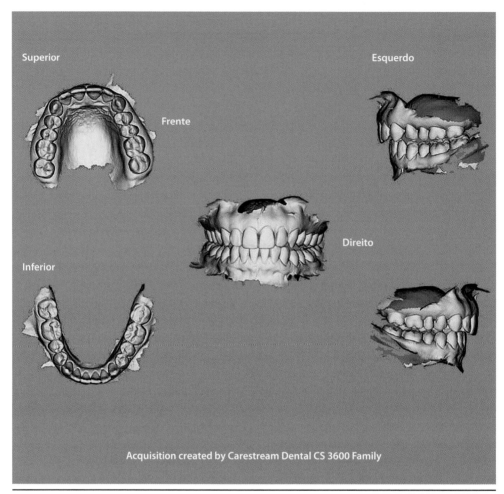

FIGURA 2   Relatório da aquisição de imagens do registro maxilomandibular do paciente, realizado com JIG.
Fonte: Acervo dos autores.

O articulador virtual totalmente ajustável reproduz caminhos de movimento exatos da mandíbula usando um sistema eletrônico de registro mandibular, sendo capaz de reproduzir diversos movimentos fisiológicos, ao passo que o articulador virtual matematicamente simulado reproduz movimentos do articulador com base na simulação matemática de movimentos articulatórios, não sendo possível obter caminhos individualizados de cada paciente, semelhante ao que ocorre quando utilizam-se articuladores semiajustáveis na técnica convencional (DRISCOLL et al., 2017).

Uma das grandes vantagens do articulador virtual é a possibilidade de comunicação integrada e envio do projeto de forma virtual ao laboratório de prótese, diferente do que acontece com o articulador mecânico, que necessita ser enviado de forma física. Além disso, no articulador mecânico, a montagem dos modelos deve seguir uma ordem, respeitando o tempo de cristalização do gesso, sendo este inerente à prática do operador, o que muitas vezes acaba dispensando tempo clínico exagerado. Quando se utiliza o articulador virtual, um operador bem treinado consegue realizar a montagem de forma rápida, a partir de pontos preestabelecidos, os quais serão detalhados posteriormente no passo a passo da confecção da placa oclusal estabilizadora.

A montagem dos modelos 3D no articulador virtual permite a identificação do número, localização e tipo de contatos oclusais estáticos do paciente, em que *software* sugere, por intermédio de um mapa de cores, qual ou quais dentes apresentam contatos oclusais exagerados ou ausentes. Da mesma maneira, o articulador virtual permite ainda a simulação da dinâmica oclusal, permitindo a avaliação e detecção de contatos de maneira mais fácil do que comparada aos articuladores mecânicos (MAESTRE-FERRÍN et al., 2012).

Sabe-se que o pleno entendimento da distribuição de forças oclusais é essencial para o diagnóstico e planejamento de casos que envolvem disfunções temporomandibulares, o que muitas vezes é a razão pela qual a placa oclusal estabilizadora está sendo indicada **(Figura 3)** (OKESON, 2008).

Para a elaboração deste capítulo, foi planejada uma placa oclusal estabilizadora utilizando o *software* Exocad Plovidiv 2.4 (Exocad GmbH, Alemanha, UE). Assim como nos articuladores mecânicos, esse programa permite a realização do ajuste de parâmetros como o ângulo da guia condilar, o ângulo de Bennett e o deslocamento lateral imediato (do inglês, *immediate side shift*). Além disso, esse *software* permite a escolha de diferentes marcas/modelos comerciais de articuladores, como Bio-Art, Panadent e Denar Mark, entre outros, para que seja possível reproduzir esses parâmetros em um articulador mecânico semelhante ao da preferência do operador ou do dentista, caso seja necessário.

PLANEJAMENTO VIRTUAL DE PLACAS OCLUSAIS

Após o escaneamento intraoral, a avaliação oclusal e a obtenção dos arquivos STL, inicia-se a confecção do desenho da placa oclusal estabilizadora em ambiente CAD (do inglês, *computer-aided design*). Como dito anteriormente, foi utilizado o *software* Exocad Plovidiv 2.4 para o planejamento.

Assim como o *software* de escaneamento intraoral, o *software* para planejameno também solicita alguns dados, sendo eles nome do paciente, nome do profissional que está solicitando o trabalho e o técnico responsável pelo projeto. Existe ainda uma caixa de observações na qual informações ou particularidades relevantes podem ser preenchidas, facilitando a identificação de cada caso. Finalizado o cadastro, o programa solicita o preenchimento da ordem de serviço.

Para a confecção de placas oclusais estabilizadoras, é necessário selecionar quais dentes farão parte do projeto. Para isso, com o auxílio do botão esquerdo do mouse, seleciona-se o primeiro dente que fará parte do projeto (p. ex., dente 17). Com a seleção desse elemento, uma aba com todas as possibilidades de desenho do *software* é mostrada na tela **(Figura 4)**. Para placas oclusais utiliza-se a opção "Goteira", que, quando selecionada, permite a seleção dos tipos de materiais que podem ser utilizados para sua confecção.

É de extrema importância que seja selecionado o material no qual a placa será confeccionada, pois há parâmetros preestabelecidos

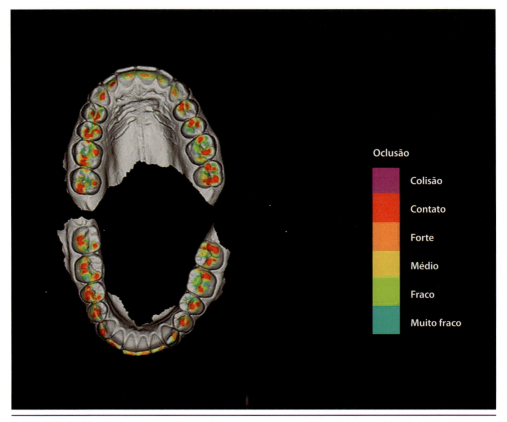

FIGURA 3 Análise dos contatos oclusais de um paciente em máxima intercuspidação habitual (MIH).
Fonte: Acervo dos autores.

pelo *software* para cada tipo de material. Em seguida, com o auxílio do botão "Shift", deve-se selecionar o último dente do lado oposto da arcada que englobará a placa (p. ex., dente 27).

Após a seleção dos dentes que farão parte do desenho da placa oclusal, selecionam-se os dentes antagonistas, utilizando o mesmo método citado anteriormente, porém selecionando a opção "antagonista" **(Figura 5)**.

Para que se possa montar os modelos em articulador virtual dentro desse *software*, deve-se selecionar a opção "dois modelos no articulador A" dentro da opção "Método de scan" **(Figura 6)**. Para que se dê prosseguimento ao planejamento, é necessário salvar o projeto clicando no ícone "Guardar".

Com a definição do projeto armazenada, a aba "Ações" é liberada e, dentre as opções disponíveis, deve-se clicar na opção "Desenho" **(Figura 6)** e abrir os arquivos STL que serão utilizados para o planejamento da placa oclusal estabilizadora. No canto superior esquerdo, deve-se definir qual arco está sendo selecionado (p. ex., *upper jaw*). A sequência dos arquivos é sempre definida pelo *software*, que solicita primeiro o arco em que será realizado o desenho da placa e posteriormente o antagonista.

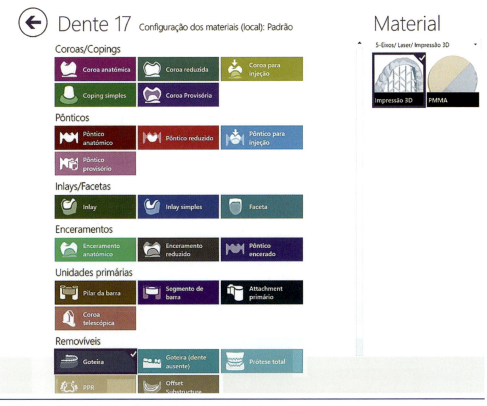

FIGURA 4 Seleção do tipo de trabalho/ordem de serviço.
Fonte: Acervo dos autores.

O primeiro passo do desenho é definir o "eixo de orientação", ou seja, em qual face será desenhada a placa. Neste passo, a malha com a face oclusal dos dentes deve ser selecionada. No próximo passo, é possível alterar a trajetória de inserção da placa e, em seguida, o *software* mostra em tonalidade rosa as regiões retentivas de cada um dos dentes **(Figura 7)**. O programa já possui parâmetros preestabelecidos para a confecção de placas oclusais por impressão 3D. Dentre as opções de ajuste, a opção "Offset" merece especial atenção, uma vez que se refere ao alívio interno da placa e está diretamente ligada à calibração da impressora 3D com a resina de impressão que será utilizada, sendo imprescindível uma boa calibração e treinamento do operador para determinar o correto "Offset", de modo que não haja problemas na adaptação ou interferências no momento de instalação das placas.

No próximo passo do desenho, deve-se delimitar as margens da placa oclusal, na qual se sugere que o desenho cubra a porção média das faces vestibulares e cubra toda a face lingual dos dentes **(Figura 8)**. Ressalta-se que a delimitação da placa oclusal fica a critério do profissional que está realizando seu planejamento e desenho, respeitando as

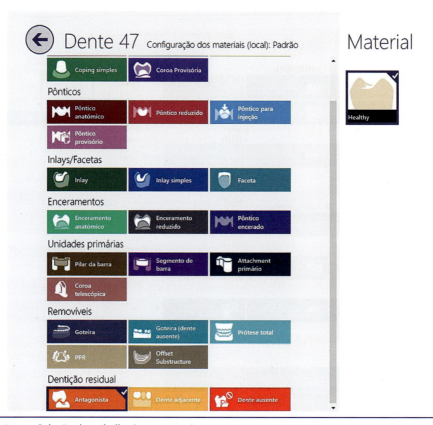

FIGURA 5 Seleção do trabalho (antagonista).
Fonte: Acervo dos autores.

especificidades de cada caso clínico ou ainda seguindo especificações requeridas pelo dentista ou material que será utilizado.

Durante o desenho da placa, deve-se definir os parâmetros externos da placa, respeitando as recomendações da literatura científica sobre o desenho e a espessura das placas oclusais (OKESON, 2008), de modo a obter uma placa oclusal com resistência suficiente para uso diário, permitindo obtenção dos melhores resultados almejados. Assim, a espessura oclusal recomendada neste caso foi de 2 mm. Para a espessura periférica foi utilizado 1,5 mm, sendo uma espessura confortável para o paciente, além de permitir selamento labial. Na opção de suavização, recomenda-se a utilização do valor máximo, ou seja, 10 mm, com o intuito de permitir que a placa fique mais lisa e homogênea, facilitando os próximos passos do desenho. Vale lembrar que os parâmetros externos da placa são definidos pelo técnico que está executando o projeto, sendo possível a variação conforme a preferência.

Com a placa desenhada, pode-se agora utilizar o articulador virtual para definir e ajustar os contatos oclusais de modo que a placa oclusal finalizada possibilite a obtenção de contatos oclusais bilaterais e simultâneos com guias de desoclusão anterior e

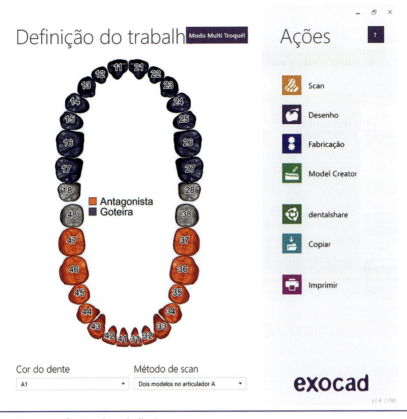

FIGURA 6 Página "Definição do trabalho".
Fonte: Acervo dos autores.

em movimentos excursivos de lateralidade, respeitando os princípios de oclusão mutuamente protegida. Para isso, deve-se selecionar a opção "Expert", em seguida a opção "Tools" e, por fim, a opção "Start articulator". Para o correto posicionamento das arcadas, pode-se movê-las manualmente até a posição desejada segurando a tecla "Ctrl + botão esquerdo do mouse" ou ainda selecionar o modo de posicionamento automático ("Automatically"), no qual o *software* solicita a seleção de alguns pontos para esse posicionamento, sendo eles um ponto na incisal entre os incisivos centrais superiores, um segundo ponto na ponta da cúspide mésio-vestibular do primeiro molar superior esquerdo e um terceiro ponto na ponta de cúspide mésio-vestibular do primeiro molar superior direito, e clicar em "OK" **(Figura 9)**.

Esse posicionamento leva em consideração o plano de Camper (asa do nariz – trágus), para que o alinhamento do plano oclusal seja paralelo ao plano de Camper, de forma semelhante ao que ocorre em articuladores semiajustáveis com a utilização do arco facial.

Após o posicionamento dos modelos no articulador, pode-se alterar o tipo do articulador que será utilizado e ainda os

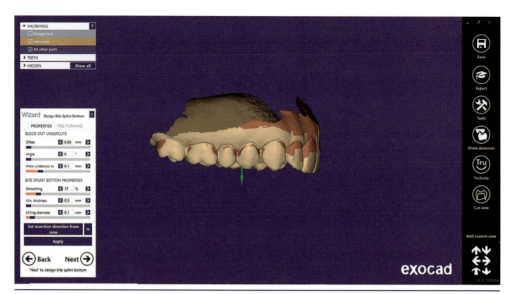

FIGURA 7 Trajetória de inserção e áreas com regiões retentivas (vista lateral).
Fonte: Acervo dos autores.

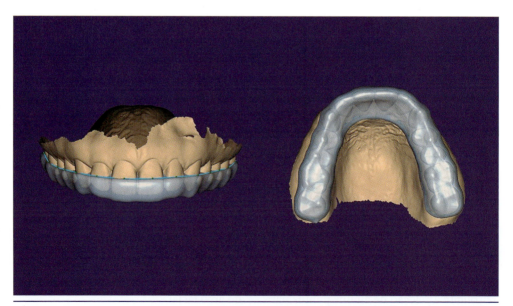

FIGURA 8 Delimitação da placa oclusal estabilizadora (vistas frontal e oclusal).
Fonte: Acervo dos autores.

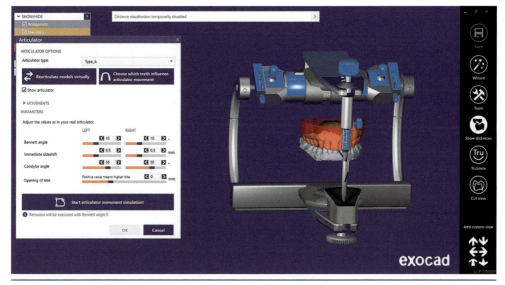

FIGURA 9 Modelos posicionados no articulador virtual no *software* Exocad.
Fonte: Acervo dos autores.

parâmetros do articulador escolhido; neste caso foi utilizado o modelo tipo A, sem alterações de parâmetros.

Para simular os movimentos protrusivos, retrusivos e de lateralidade do paciente no articulador virtual, a opção "Start articulator movement simulation" deve ser selecionada e então tem-se a possibilidade de avaliar os contatos oclusais da placa. Vale salientar que a distância existente entre as arcadas foi definida pelo uso do JIG durante o escaneamento intraoral.

O próximo passo após a montagem e verificação dos contatos oclusais de acordo com os diferentes movimentos simulados em articulador é a modelagem da placa, procedimento que se assemelha ao encerramento da placa oclusal quando confeccionada seguindo o protocolo convencional. Neste passo deve-se modelar a placa de modo que o padrão oclusal desejado seja estabelecido. Seus toques e intensidades são apresentados em escala de cor, sendo os contatos oclusais de menor intensidade definidos por cores frias (azul e verde), e os contatos oclusais de maior intensidade definidos por cores quentes (amarelo, rosa, laranja e vermelho – **Figura 10**).

Para que o encerramento seja realizado de maneira adequada, pode-se lançar mão de uma ferramenta que realizará a extrusão de uma determinada região do modelo movendo-a até que toda ela apresente contato com os dentes antagonistas. No programa, essa função é realizada clicando-se na opção "ANAT", em seguida em "Huge region" e, por fim, em "Paint & pull". Nesse momento seleciona-se o tamanho do pincel/ferramenta na opção "Brush size", ficando a critério do profissional que está executando

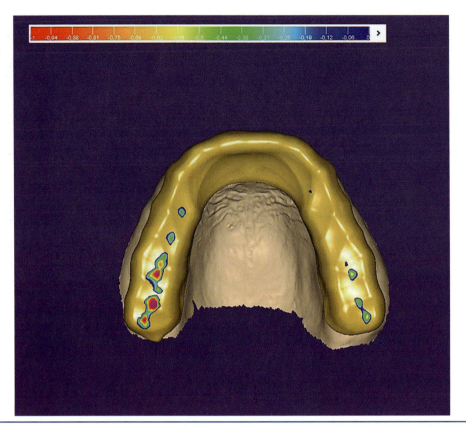

FIGURA 10 Aspecto da placa oclusal estabilizadora sem modelação, mostrando os contatos oclusais em suas diferentes intensidades definidos pelas cores.
Fonte: Acervo dos autores.

o projeto. A região que não possui toque com o antagonista é selecionada, a opção "Pull moving parts with mouse" é definida e, com o auxílio do mouse, realiza-se a extrusão até que se encontre o antagonista.

Essa função pode ser comparada à técnica convencional como o momento no qual se realiza acréscimo de cera na face oclusal da placa até que se obtenha contato com os antagonistas.

Após estabelecer contato oclusal em todos os dentes, devem-se utilizar as opções "ADAPT" e "Cut intersections" **(Figura 11)**. Esse recurso permite a realização de um recorte das áreas que causariam contatos oclusais exagerados ou inadequados (p. ex., fora das cúspides funcionais) utilizando como referência os movimentos dinâmicos do paciente preestabelecidos pelo articulador virtual, eliminando possíveis contatos oclusais prematuros ou exagerados. Comparando-se com a técnica de confecção de placas oclusais convencionais, esse procedimento é consideravelmente mais simples que a realização de cortes em cera e o ajuste dos contatos em articulador convencional, economizando tempo e facilitando a obtenção de resultados adequados.

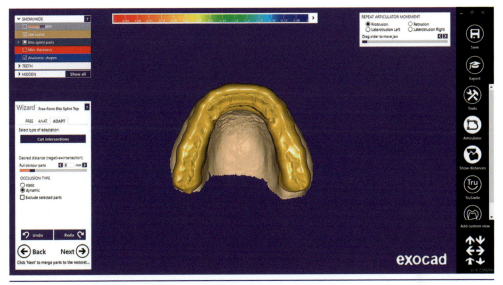

FIGURA 11 Aspecto da placa após realização do corte das intersecções.
Fonte: Acervo dos autores.

Após a realização do recorte, pode-se trabalhar em áreas específicas utilizando as ferramentas "Add/remove" e "Smooth/flatten", de modo a deixar o modelo tridimensional da placa oclusal homogêneo e liso, respeitando os conceitos básicos de oclusão mutuamente protegida já trabalhados neste livro **(Figuras 12 a 14)**.

Com a finalização do encerramento virtual referente à placa oclusal, deve-se realizar sua exportação em formato STL para que se possa, então, realizar a impressão 3D.

IMPRESSÃO 3D DE PLACAS OCLUSAIS

O termo *prototipagem rápida* e/ou *manufatura aditiva* é utilizado atualmente para fazer referência à técnica de impressão 3D. Em princípio, o processo de impressão funciona de maneira similar à obtenção de imagens tomográficas em que uma série de fatias (*slices*) transversais são criadas e, na impressão 3D, cada uma dessas fatias é impressa sobre a anterior, criando assim o objeto desejado.

Desde seu surgimento, na década de 1980, uma série de tecnologias para impressão 3D foram propostas. Dentre elas, duas tecnologias têm sido as mais utilizadas na Odontologia: o processamento digital da luz (DLP, do inglês *digital light processing*) e a fotopolimerização por estereolitografia (SLA, do inglês *stereolithographic light activation*). Ambos funcionam expondo a resina em estado líquido a uma fonte direcionadora de luz, que irá polimerizar a resina em diferentes regiões de acordo com cada camada do objeto desejado.

Basicamente, o que difere as duas tecnologias (DLP e SLA) é a fonte de emissão de luz. Na tecnologia DLP, um projetor digital emite uma camada de luz na área de impressão, levando à polimerização simultânea da resina de uma única vez. Como o projetor é uma tela digital, a imagem

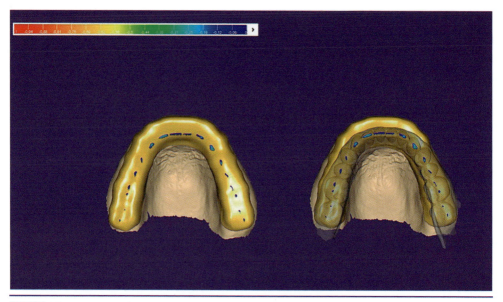

FIGURA 12 Contatos oclusais em MIH (máxima intercuspidação habitual). Esquerda: contatos oclusais na placa oclusal. Direita: contatos oclusais na arcada antagonista. Notar a distribuição simultânea e bilateral dos contatos em ambos os arcos.

Fonte: Acervo dos autores.

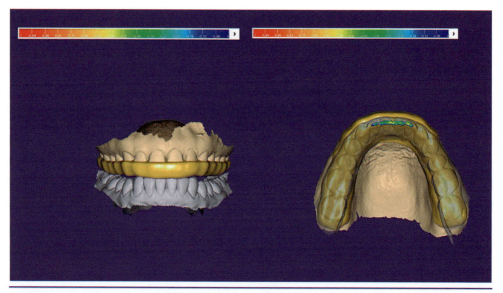

FIGURA 13 Esquerda: simulação do movimento de protrusão (vista frontal). Direita: contatos oclusais na arcada antagonista. Notar a ausência de contatos posteriores durante o movimento de protrusão (guia de desoclusão anterior).

Fonte: Acervo dos autores.

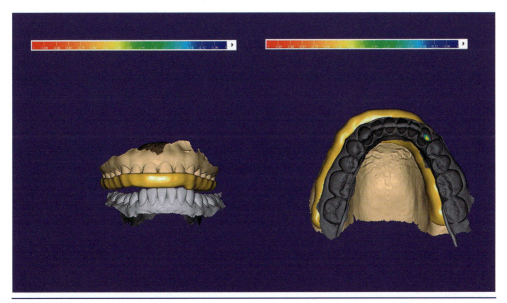

FIGURA 14 Esquerda: simulação do movimento de lateralidade esquerda (vista frontal). Direita: contatos oclusais na arcada antagonista. Notar a presença de contato apenas nos caninos (guia de desoclusão em caninos) e a ausência de contatos posteriores no lado de balanceio. Segue a mesma simulação para movimento de lateralidade direita.

Fonte: Acervo dos autores.

de cada camada é composta de *pixels* quadrados. Já as impressoras com tecnologia SLA utilizam dois motores chamados galvanômetros (um para o eixo X e um para o eixo Y) que varrem rapidamente a área de impressão e polimerizam a resina por onde passam. Esse processo divide o objeto, camada por camada, e uma série de pontos e linhas são enviados ao galvanômetro como coordenadas (PAPER, 2019).

As impressoras 3D com tecnologia tanto DLP como SLA possuem um tanque com base transparente, que serve como anteparo para que a resina em estado líquido seja ali depositada e, durante o processo de impressão, a luz seja emitida em feixes direcionados para permitir a polimerização da resina. O processo de impressão se inicia quando a plataforma que fica acima do tanque de impressão e que suportará o modelo desce em direção ao tanque de resina, deixando espaço igual à altura da camada entre a plataforma de construção.

A escolha da resina para a realização da impressão 3D é fundamental para que um resultado adequado seja alcançado. No presente caso, utilizou-se a resina Cosmos Splint (Yller Biomateriais, Pelotas, RS), resina desenvolvida e indicada para a confecção de placas oclusais. Algumas características devem ser levadas em consideração na escolha da resina.

Primeiro, como todo e qualquer material odontológico, é essencial certificar-se de que a resina utilizada para impressão de placas oclusais é biocompatível com a cavidade oral, para não causar efeitos nocivos. Ressalta-se que mesmo as resinas biocompatíveis podem apresentar características de difícil manuseio e odor forte, sendo sempre aconselhada a utilização de equipamentos de proteção individual (p. ex., óculos, luvas e máscaras) e em ambientes amplos e ventilados, de preferência com a utilização de exaustores industriais.

A reprodutividade dos parâmetros de impressão também deve ser avaliada pelo profissional que realizará a impressão 3D, e o ideal é que lotes distintos do mesmo material não apresentem parâmetros de impressão diferentes dos previamente estabelecidos. A capacidade de reprodução de detalhes pequenos também deve ser considerada para garantir adequado assentamento tanto de placas oclusais como de peças protéticas que exigem reprodutividade fiel ao projeto de impressão (p. ex., *copings* etc.).

O último passo para a confeccção da placa oclusal estabilizadora é iniciado com a importação do projeto 3D referente ao enceramento da placa oclusal. Neste capítulo, demonstraremos a utilização do *software* FlashDLPrint (dOne 3D. Ribeirão Preto, SP). Após a importação, deve-se realizar o posicionamento da placa oclusal na plataforma de impressão, levando em consideração a angulação da placa encerada e a criação de suportes para a impressão. O formato e a espessura desses suportes são ajustáveis e, geralmente, variam de acordo com a experiência própria de cada operador. Neste caso, a impressão da placa foi realizada na horizontal, com distância de 4 mm da plataforma, utilizando suportes ajustados no programa como sendo de espessura média **(Figura 15)**.

Após o posicionamento da placa oclusal e a criação dos suportes, deve-se realizar o fatiamento desse arquivo, ou seja, o *software* criará as camadas de impressão. Estas camadas podem ter espessura variável, geralmente utilizamos espessuras entre 25 e 100 µm em impressões com finalidade odontológica. Ressalta-se que a espessura da camada está intimamente ligada a resolução, qualidade de detalhes e velocidade da impressão. Para a impressão da placa, adotou-se um valor de 50 µm por camada, que permite riqueza de detalhes e boa adaptação da placa.

O último passo é definir os valores de tempo de exposição necessários para a polimerização adequada de cada camada, valores estes que devem ser obtidos do fabricante do material.

No entanto, em alguns casos, o mesmo material pode apresentar variação do tempo de impressão em impressoras do mesmo modelo/marca, sendo imprescindível a realização de calibragem da impressora para o material que será utilizado. Vale ressaltar que a velocidade de impressão está correlacionada ao tempo de exposição utilizado.

No momento que se finaliza o fatiamento do modelo, o *software* apresenta o tempo estimado de impressão, a quantidade estimada de resina que será utilizada para a impressão da placa e o número de fatias que foram geradas. O arquivo gerado deve ser então transportado para a impressora, podendo ser copiado para um *pendrive* e plugado ao conector USB da impressora ou pela conexão direta entre impressora e computador.

Para a impressão da placa, utilizou-se a impressora Flashforge Hunter (dOne 3D, Ribeirão Preto, SP), com tecnologia DLP. Previamente à colocação da resina no tanque, indica-se agitação vigorosa pelo tempo recomendado pelo fabricante para que ocorra a homogeneização adequada do material.

Posteriormente, a quantidade de resina necessária para a realização da impressão

Capítulo 12 — Fluxo digital na análise oclusal e confecção de placas oclusais

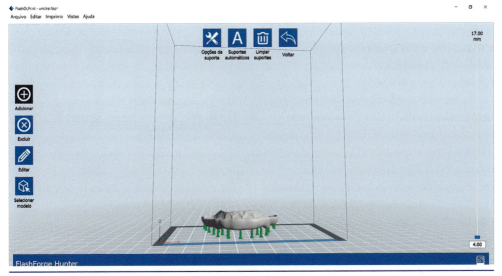

FIGURA 15 Posicionamento e colocação dos suportes na placa.
Fonte: Acervo dos autores.

deve ser dispensada no tanque, lembrando novamente da importância da utilização de equipamentos de proteção individual, como luvas, óculos de proteção e máscara.

No painel da impressora, deve-se então selecionar o arquivo do planejamento 3D, previamente fatiado pelo *software* FlashDL-Print, e iniciar a impressão.

Após o término da impressão, deve-se realizar a remoção da placa impressa da plataforma de impressão; para isso, podem-se utilizar espátulas ou estilete de modo a destacar os suportes de impressão da plataforma da impressora, tendo cuidado para não danificar a placa. Posteriormente, indica-se a imersão da placa impressa em cuba ultrassônica com álcool isopropílico, por tempo aproximado de 5 a 10 minutos. Após o tempo de imersão, a placa é retirada da cuba ultrassônica, devendo permanecer em repouso até que ocorra a sua secagem completa. Em seguida, o pós-processamento da peça impressa se dá em câmara UV, obedecendo à potência e ao tempo de permanência estabelecidos pelo fabricante.

Após a completa polimerização, o acabamento e polimento da placa são realizados de forma manual, com o auxílio de torno para polimento ou motor de baixa rotação com uma sequência de brocas ou discos de polimento comercialmente disponíveis (Ceptïom Acessórios Odontológicos, Tijucas, SC).

Após o polimento, indica-se a higienização da placa para remoção de quaisquer resquícios de álcool isopropílico ou material de polimento.

O procedimento de instalação das placas oclusais e seu ajuste oclusal deve seguir os mesmos critérios mencionados no Capítulo 11.

Na **Figura 16** pode-se observar o planejamento virtual em ambiente CAD e o resultado obtido após a impressão 3D da placa oclusal estabilizadora.

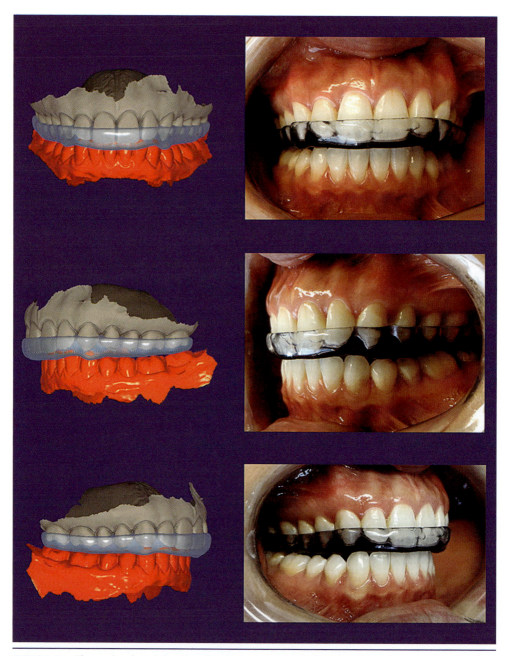

FIGURA 16 Placa oclusal estabilizadora. Na esquerda, pode-se observar o planejamento virtual realizado e na direita, o resultado obtido após impressão 3D e instalação da placa.

Fonte: Acervo dos autores.

REFERÊNCIAS BIBLIOGRÁFICAS

1. Dalstra M, Meisen B. From alginate impressions to digital virtual models: accuracy and reproducibility. J Orthod. 2009;36(1):36-41. doi: 10.1179/14653120722905.
2. Driscoll CF, Freilich MA, Guckes AD, Knoernschild KL, McGarry TJ, members, Glossary of Prosthodontic Terms Committee. The Glossary of Prosthodontic Terms: Ninth Edition. J Prosthet Dent. 2017;117(5):e1–e105. doi: 10.1016/j.prosdent.2016.12.001.
3. Formlabs [internet]. SLA vs. DLP: compare resin 3D printing technologies. 2019 [acesso em 19 dez. 2020]. Disponível em: https://online.flippingbook.com/view/60661/.
4. Lam WYH, Hsung RTC, Choi WWS, Luk HWK, Cheng LYY, Pow EHN. A clinical technique for virtual articulator mounting with natural head position by using calibrated stereophotogrammetry. J Prosthet Dent. 2018;119(6):902-8. doi: 10.1016/j.prosdent.2017.07.026.
5. Maestre-Ferrín L, Romero-Millán J, Peñarrocha-Oltra D, Peñarrocha-Diago M. Virtual articulator for the analysis of dental occlusion: an update. Med Oral Patol Oral Cir Bucal. 2012;17(1):1-4. doi: 10.4317/medoral.17147.
6. Mai HY, Lee WK, Kwon TG, Lee DH. Reliability of digital measurement methods on the marginal fit of fixed prostheses: a systematic review and meta-analysis of in vitro studies. J Prost Dent. 2020;124(3):350.e1-350.e11. doi: 10.1016/j.prosdent.2020.04.011.
7. Mangano F, Gandolfi A, Luongo G, Logozzo S. Intraoral scanners in dentistry: a review of the current literature. BMC Oral Health. 2017;17(1):1-11. doi: 10.1186/s12903-017-0442-x.
8. Okeson JP. Tratamento das desordens temporomandibulares e oclusão. 6. ed. [S. l.: s. n.]. E-book.
9. Oliveira L, Neto PT, Ahmed AS, Mori M, Laganá DC, Sesma N. CEREC Chairside System to register and design the occlusion in restorative dentistry: a systematic literature review. J Esthet Restor Dent. 2016;28(4):208-20.
10. Revilla-León M, Jiang P, Sadeghpour M, Piedra-Cascón W, Zandinejad A, Özcan M, Krishnamurthy VR et al. Intraoral digital scans – Part 1: Influence of ambient scanning light conditions on the accuracy (trueness and precision) of different intraoral scanners. J Prost Dent. 2020;124(3):372-8. doi: 10.1016/j.prosdent.2019.06.003.
11. Seelbach P, Brueckel C, Wöstmann B. Accuracy of digital and conventional impression techniques and workflow. Clin Oral Investig. 2013;17(7):1759-64. doi: 10.1007/s00784-012-0864-4.
12. Ting-Shu S, Jian S. Intraoral digital impression technique: a review. J Prosthodont. 2015;24(4):313-21. doi: 10.1111/jopr.12218.
13. Yuzbasioglu E, Kurt H, Turunc R, Bilir H. Comparison of digital and conventional impression techniques: evaluation of patients' perception, treatment comfort, effectiveness and clinical outcomes. BMC Oral Health. 2014;14(1):1-7. doi: 10.1186/1472-6831-14-10.

Bibliografia

Capítulo 1

Ash MM. Occlusion: reflections on science and clinical reality. J Prosthet Dent. 2003;90:373-84.

Carlsson GE. Critical review of some dogmas in prosthodontics. J Prosthodont Res. 2009;53(1):3-10.

Carlsson GE. Dental occlusion: modern concepts and their application in implant prosthodontics. Odontology. 2009;97:8-17.

Carlsson GE. Some dogmas related to prosthodontics, temporomandibular disorders and occlusion. Acta Odontol Scand. 2010;68:313-22.

De Boever JA, Carlsson GE, Klineberg IJ. Need for occlusal therapy and prosthodontic treatment in the management of temporomandibular disorders. Part I: Occlusal interferences and occlusal adjustment. J Oral Rehabil. 2000;27(5):367-79.

De Boever JA, Carlsson GE, Klineberg IJ. Need for occlusal therapy and prosthodontic treatment in the management of temporomandibular disorders. Part II: Tooth loss and prosthodontic treatment. J Oral Rehabil. 2000;27(8):647-59.

Dzingutė A, Pileičikienė G, Baltrušaitytė A, Skirbutis G. Evaluation of the relationship between the occlusion parameters and symptoms of the temporomandibular joint disorder. Acta Med Litu. 2017;24(3):167-75.

Mohlin B, Kurol J. To what extent do deviations from an ideal occlusion constitute a health risk? Swed Dent J. 2003;27(1):1-10.

Nascimento DFF, Patto RBL, Marchini L, Cunha VPP. Double-blind study for evaluation of complete dentures made by two techniques: with and without face-bow. Braz J Oral Sci. 2004;3(9):439-43.

Orthlieb JD, Deroze D, Lacout J, Maniere-Ezvan A. Pathogenic occlusion and functional occlusion: definition of completion. Orthod Fr. 2006;77(4):451-9.

Osterberg T, Carlsson GE. Relationship between symptoms of temporomandibular disorders and dental status, general health and psychosomatic factors in two cohorts of 70-year-old subjects. Gerodontology. 2007;24(3):129-35.

Türp JC et al. Dental occlusion: A critical reflection on past, present and future concepts. J Oral Rehabil. 2008;35:446-53.

Capítulo 2

Figun ME, Garino RR. Anatomia odontológica funcional e aplicada. São Paulo: Panamericana; 1994.

Luz HP, Sgrott EA. Anatomia da cabeça e do pescoço. São Paulo: Santos; 2010.

Murray GM, Bhutada M, Peck CC, Phanachet I, Sae-Lee D, Whittle T. The human lateral pterygoid muscle. Arch Oral Biol. 2007;52(4):377-80.

Murray GM, Phanachet I, Uchida S, Whittle T. The role of the human lateral pterygoid muscle in the control of horizontal jaw movements. J Orofac Pain. 2001 Fall;15(4):279-92; discussion 292-305.

Rizzolo RJC, Madeira MC. Anatomia facial com fundamentos de anatomia sistêmica geral. São Paulo: Sarvier; 2004.

Rossi MA. Anatomia craniofacial aplicada à odontologia: Abordagem fundamental e clínica. São Paulo: Santos; 2010.

Capítulo 3

Brunelli M, Lombardo P, Cataldo E, Scuri R, Macchi M, Traina G. Dor: a percepção da dor. In: Maciel RN. Bruxismo. São Paulo: Artes Médicas; 2010. p. 139-46.

Cairns BE. Pathophysiology of TMD pain – basic mechanisms and their implications for pharmacotherapy. J Oral Rehabil. 2010;37(6):391-410.

Fricton JR, Dubner R. Dor orofacial e desordens temporomandibulares. São Paulo: Santos; 2003. p. 33-143.

Dydyk AM, Grandhe S. Pain assessment. Stat Pearls [Internet]. Treasure Island (FL): StatPearls; 2020 [atualizado em 12 de abril de 2020]. Disponível em: https://www.ncbi.nlm.nih.gov/books/NBK556098/?report=reader.

Greene CS, Goddard G, Macaluso GM, Mauro G. Topical review: placebo responses and therapeutic responses. How are they related? J Orofac Pain. 2009;23(2):93-107.

Hellsing G. Human jaw muscle motor behaviour. I. Motor drive. Swed Dent J.1987;11(6):251-61.

Hsieh WW, Luke A, Alster J, Weiner S. Sensory discrimination of teeth and implant-supported restorations. Int J Oral Maxillofac Implants. 2010;25(1):146-52.

Klineberg I, Murray G. Osseoperception: sensory function and proprioception. Adv Dent Res. 1999;13:120-9.

Lent, R. Cem bilhões de neurônios: conceitos fundamentais de neurociência. São Paulo: Atheneu; 2004. p. 210-39.

Lobbezoo F, van Selms MK, Naeije M. Masticatory muscle pain and disordered jaw motor behaviour: literature review over the past decade. Arch Oral Biol. 2006;51(9):713-20.

Oliveira W. Disfunções temporomandibulares. São Paulo: Artes Médicas; 2002. p. 250-4.

Okeson JP. Tratamento das desordens temporomandibulares e oclusão. Rio de Janeiro: Elsevier; 2008. p. 21-46.

Svensson P, Graven-Nielsen T. Craniofacial muscle pain: review of mechanisms and clinical manifestations. J Orofac Pain. 2001;15(2):117-45.

Trulsson M. Sensory-motor function of human periodontal mechanoreceptors. J Oral Rehabil. 2006;33(4):262-73.

Trulsson M, Johansson RS. Orofacial mechanoreceptors in humans: encoding characteristics and responses during natural orofacial behaviors. Behav Brain Res. 2002;135(1-2):27-33.

Türker KS. Understanding disorders of the masticatory system. Arch Oral Biol. 2006;51(9):711-2.

van der Bilt A, Engelen L, Pereira LJ, van der Glas HW, Abbink JH. Oral physiology and mastication. Physiol Behav. 2006;89(1):22-7.

Vase L, Baad-Hansen L, Pigg M. How may placebo mechanisms influence orofacial neuropathic pain? J Dent Res. 2019 Jul;98(8):861-9.

Yoshida M, Kikutani T, Okada G, Kawamura T, Kimura M, Akagawa Y. The effect of tooth loss on body balance control among community-dwelling elderly persons. Int J Prosthodont. 2009;22(2):136-9.

Capítulo 4

Cerveira-Netto H. Movimentos mandibulares. In: Oliveira, W. Disfunções temporomandibulares. São Paulo: Artes Médicas; 2002. p. 31-53.

Koolstra JH. Dynamics of the human masticatory system. Crit Rev Oral Biol Med. 2002;13(4):366-76.

Marchini L, Cunha VPP, Santos JFF. Case reports: evolution of prosthetic rehabilitation for a patient with severe loss of periodontal support. Eur J Prosthodont Rest Dent. 2001;9(2):81-6.

Milosevic A. Occlusion: I. Terms, mandibular movement and the factors of occlusion. Dent Update. 2003;30(7):359-61.

Naeije M. Measurement of condylar motion: a plea for the use of the condylar kinematic centre. J Oral Rehabil. 2003;30(3):225-30.

Capítulo 5

Ash MM, Nelson SJ. Wheeler's dental anatomy, physiology, and occlusion. Philadelphia: Saunders; 2003.

Ash MM, Ramfjord S. Oclusão. Rio de Janeiro: Guanabara Koogan; 1996.

Carlsson GE. Critical review of some dogmas in prosthodontics. J Prosthodont Res. 2009;53(1):3-10.

Carlsson, GE. Dental occlusion: modern concepts and their application in implant prosthodontics. Odontology. 2009;97:8-17.

Cerveira-Netto H. Movimentos mandibulares. In: Oliveira, W. Disfunções temporomandibulares. São Paulo: Artes Médicas; 2002. p. 31-53.

Dawson PE. Oclusão funcional – da ATM ao desenho do sorriso. São Paulo: Santos; 2008.

McKee JR. Comparing condylar positions repeatability for standardized versus nonstandardized methods of achieving centric relation. J Prosthet Dent. 1997;77(3):280-4.

McNeill C. Ciência e prática da oclusão. São Paulo: Quintessence; 2000.

Silverman MM. The speaking method in measuring vertical dimension. J Prosthet Dent. 2001;85(5):427-31.

Okeson JP. Tratamento das desordens temporomandibulares e oclusão. Rio de Janeiro: Elsevier; 2008. p. 21-46.

Capítulo 6

Ash MM, Nelson SJ. Wheeler's dental anatomy, physiology, and occlusion. Philadelphia: Saunders; 2003.

Cerveira-Netto H. Movimentos mandibulares. In: Oliveira, W. Disfunções temporomandibulares. São Paulo: Artes Médicas; 2002. p. 31-53.

Dawson PE. Oclusão funcional – da ATM ao desenho do sorriso. São Paulo: Santos, 2008.

McNeill C. Ciência e prática da oclusão. São Paulo: Quintessence; 2000.

Okeson JP. Tratamento das desordens temporomandibulares e oclusão. Rio de Janeiro: Elsevier; 2008. p. 21-46.

Varrela TM, Paunio K, Wouters FR, Tiekso J, Söder PO. The relation between tooth eruption and alveolar crest height in a human skeletal sample. Arch Oral Biol. 1995;40(3):175-80.

Capítulo 7

Carlsson, GE. Dental occlusion: modern concepts and their application in implant prosthodontics. Odontology. 2009;97:8-17.

Engelmeier RL, Belles DM, Starcke EN. The history of articulators: the contributions of Rudolph L. Hanau and his company – part I. J Prosthodont. 2010;19(5):409-18.

Mezzomo E. Prótese parcial fixa – manual de procedimentos. São Paulo: Santos; 2001. p. 191-216.

Nascimento DFF, Patto RBL, Marchini L, Cunha VPP. Double-blind study for evaluation of complete dentures made by two techniques: with and without face-bow. Braz J Oral Sci. 2004;3(9):439-43.

Shillingburg HT. Fundamentos de prótese fixa. São Paulo: Quintessence; 2007. p. 21-8.

Starcke EN. The history of articulators: "scribing" articulators: those with functionally generated custom guide controls, part I. J Prosthodont. 2004;13(2):118-28.

Starcke EN, Engelmeier RL, Belles DM. The history of articulators: the "articulator wars" phenomenon with some circumstances leading up to it. J Prosthodont. 2010;19:321-33.

Capítulo 8

Beddis H, Pemberton M, Davies S. Sleep bruxism: an overview for clinicians. Br Dent J. 2018 Sep 28;225(6):497-501.

Fernández-Núñez T, Amghar-Maach S, Gay-Escoda C. Efficacy of botulinum toxin in the treatment of bruxism: systematic review. Med Oral Patol Oral Cir Bucal. 2019 Jul;1;24(4):e416-e424.

Haggiag A, de Siqueira JTT. A new biofeedback approach for the control of masseter and temporal myalgia: utilization of an awake posterior interocclusal device. Cranio. 2020 May;38(3):180-6.

Kanathila H, Pangi A, Poojary B, Doddamani M. Diagnosis and treatment of bruxism: concepts from past to present. Int J Appl Dent Sci. 2018;4(1):290-5.

Lobbezoo F, Ahlberg J, Raphael KG, Wetselaar P, Glaros AG, Kato T, Santiago V, Winocur E, De Laat A, De Leeuw R, Koyano K, Lavigne GJ, Svensson P, Manfredini D. International consensus on the assessment of bruxism: report of a work in progress. J Oral Rehabil. 2018 Nov; 45(11):837-44.

Machado NAG, Costa YM, Quevedo HM, Stuginski-Barbosa J, Valle CM, Bonjardim LR, Garib DG, Conti PCR. The association of self-reported awake bruxism with anxiety, depression, pain threshold at pressure, pain vigilance, and quality of life in patients undergoing orthodontic treatment. J Appl Oral Sci. 2020 Mar;27;28:e20190407.

Manfredini D, Ahlberg J, Aarab G, Bracci A, Durham J, Ettlin D, Gallo LM, Koutris M, Wetselaar P, Svensson P, Lobbezoo F. Towards a Standardized Tool for the Assessment of Bruxism (STAB) – overview and general remarks of a multidimensional bruxism evaluation system. J Oral

Rehabil. 2020 Jan 30. doi: 10.1111/joor.12938. [Epub ahead of print]

Melo G, Duarte J, Pauletto P, Porporatti AL, Stuginski-Barbosa J, Winocur E, Flores-Mir C, De Luca Canto G. Bruxism: an umbrella review of systematic reviews. J Oral Rehabil. 2019 Jul;46(7):666-90.

Serrera-Figallo MA, Ruiz-de-León-Hernández G, Torres-Lagares D, Castro-Araya A, Torres-Ferrerosa O, Hernández-Pacheco E, Gutierrez-Perez JL. Use of botulinum toxin in orofacial clinical practice. Toxins (Basel). 2020 Feb;11;12(2):112.

Capítulo 9

Alencar Jr FGP, Ribeiro JGR, Reis JMSN, Santos JG. Fatores contribuintes na etiologia das DTM. In: Alencar Jr FGP, Fricton J, Hathaway K, Decker K. Oclusão, dores orofaciais e cefaléia. São Paulo: Santos; 2005. p. 5-23.

Barros TSP, Santos MBF, Shinozaki EB, Santos JFF, Marchini L. Effects of use of anabolic steroids on the masticatory system: a pilot study. J Oral Sci. 2008;50(1):19-24.

Brousseau M, Manzini C, Thie N, Lavigne G. Understanding and managing the interaction between sleep and pain: an update for the dentist. J Can Dent Assoc. 2003;69(7):437-42.

Canales GDLT, Guarda-Nardini L, Rizzatti-Barbosa CM, Conti PC, Manfredini D. Distribution of depression, somatization and pain-related impairment in patients with chronic temporomandibular disorders. J App Oral Sci (on-line). 2019;27:6-21.

Canales GDLT, Manfredini D, Rizzatti-Barbosa CM. Therapeutic effectiveness of a combined counseling plus stabilization appliance treatment for myofascial pain of the jaw muscles: a pilot study. Cranio. 2016:1-7.

Carlsson GE. Critical review of some dogmas in prosthodontics. J Prosthodont Res. 2009;53(1):3-10.

Carlsson GE. Some dogmas related to prosthodontics, temporomandibular disorders and occlusion. Acta Odontol Scand. 2010;68:313-22.

Celić R, Jerolimov V, Pandurić J. A study of the influence of occlusal factors and parafunctional habits on the prevalence of signs and symptoms of TMD. Int J Prosthodont. 2002;15(1):43-8.

Diatchenko L, Slade GD, Nackley AG, Bhalang K, Sigurdsson A, Belfer I, Goldman D, Xu K, Shabalina SA, Shagin D, Max MB, Makarov SS, Maixner W. Genetic basis for individual variations in pain perception and the development of a chronic pain condition. Hum Mol Genet. 2005 Jan;1;14(1):135-43. Epub 2004 Nov 10.

Egermark I, Magnusson T, Carlsson GE. A 20-year follow-up of signs and symptoms of temporomandibular disorders and malocclusions in subjects with and without orthodontic treatment in childhood. Angle Orthod. 2003;73(2):109-15.

Gesch D, Bernhardt O, Kocher T, John U, Hensel E, Alte D. Association of malocclusion and functional occlusion with signs of temporomandibular disorders in adults: results of the population-based study of health in Pomerania. Angle Orthod. 2004;74(4):512-20.

John MT, Frank H, Lobbezoo F, Drangsholt M, Dette KE. No association between incisal tooth wear and temporomandibular disorders. J Prosthet Dent. 2002;87(2):197-203.

John MT, Miglioretti DL, LeResche L, Von Korff M, Critchlow CW. Widespread pain as a risk factor for dysfunctional temporomandibular disorder pain. Pain. 2003;102(3):257-63.

Lavigne GJ, Khoury S, Abe S, Yamaguchi T, Raphael K. Bruxism physiology and pathology: an overview for clinicians. J Oral Rehabil. 2008;35(7):476-94.

Lemos G, Moreira V, Forte F, Beltrão R, Batista, AUD. Correlação entre sinais e sintomas da disfunção temporomandibular (DTM) e severidade da má oclusão. Revista de Odontologia da UNESP. 2015;44:175-80.

Lora VRMM, Clemente-Napimoga JT, Rizzatti-Barbosa CM. Botulinum toxin type A reduces inflammatory hypernociception induced by arthritis in the temporomadibular joint of rats. Toxicon. 2017;129:52-7.

Maciel RN. Sintomas relacionados ao bruxismo. In: Maciel RN. Bruxismo. São Paulo: Artes Médicas; 2010. p. 209-52.

Mackie A, Lyons K. The role of occlusion in temporomandibular disorders – a review of the literature. N Z Dent J. 2008;104(2):54-9.

Manfredini D, Lobbezoo F. Relationship between bruxism and temporomandibular disorders: a systematic review of literature from 1998 to 2008. Oral Surg Oral Med Oral Pathol Oral Radiol Endod. 2010;109(6):e26-50.

Manfredini D, Lobbezoo F. Role of psychosocial factors in the etiology of bruxism. J Orofac Pain. 2009 Spring;23(2):153-66.

Martins APVB, Meloto CB, Rizzatti-Barbosa CM. Counseling and oral splint for conservative treatment of temporomandibular dysfunction: preliminary study. Rev Odont Unesp (online). 2016;1:1-3.

Oakley M, Vieira AR. The many faces of the genetics contribution to temporomandibular joint disorder. Orthod Craniofac Res. 2008;11(3):125-35.

Okeson JP. Tratamento das desordens temporomandibulares e oclusão. Rio de Janeiro: Elsevier; 2008. p. 105-31.

Oliveira W. Etiologia. In: Oliveira W. Disfunções temporomandibulares. São Paulo: Artes Médicas; 2002. p. 135-53.

Rizzatti-Barbosa CM, Albergaria-Barbosa JR. Atualidades sobre o tratamento das disfunções temporomandibulares. Implant News Perio. 2018;3:138-46.

Rollman GB, Gillespie JM. The role of psychosocial factors in temporomandibular disorders. Curr Rev Pain. 2000;4(1):71-81.

Romaniello A, Cruccu G, Frisardi G, Arendt-Nielsen L, Svensson P. Assessment of nociceptive trigeminal pathways by laser-evoked potentials and laser silent periods in patients with painful temporomandibular disorders. Pain. 2003;103(1-2):31-9.

Sanders AE, Jain D, Sofer T et al. GWAS identifies new loci for painful temporomandibular disorder. J Dental Res. 2017;1:002203451668656.

Sherman JJ, LeResche L, Huggins KH, Mancl LA, Sage JC, Dworkin SF. The relationship of somatization and depression to experimental pain response in women with temporomandibular disorders. Psychosom Med. 2004;66(6):852-60.

Suvinen TI, Reade PC, Kemppainen P, Könönen M, Dworkin SF. Review of aetiological concepts of temporomandibular pain disorders: towards a biopsychosocial model for integration of physical disorder factors with psychological and psychosocial illness impact factors. Eur J Pain. 2005;9(6):613-33.

Teixeira MJ, Siqueira JTT. Dores orofaciais: diagnóstico e tratamento. São Paulo: Artes Médicas; 2012.

Capítulo 10

Abud MC, Santos JFF, Cunha VPP, Marchini L. TMD and GOHAI índices of Brazilian institutionalized and community-dwelling elderly. Gerodontology. 2009;26:34-9.

Austin DG, Pertes RA. Exame do paciente com DTM. In: Pertes RA, Gross SG. Tratamento clínico das disfunções temporomandibulares e da dor orofacial. São Paulo: Quintessence; 2005. p. 123-60.

Baracat LF, Teixeira AM, Dos Santos MB, da Cunha VD, Marchini L. Patients' expectations before and evaluation after dental implant therapy. Clin Implant Dent Relat Res. 2009 Aug 3. [Epub ahead of print]

Bellini D, Dos Santos MB, De Paula Prisco Da Cunha V, Marchini L. Patients' expectations and satisfaction of complete denture therapy and correlation with locus of control. J Oral Rehabil. 2009 Sep;36(9):682-6.

Bosio J, Del Santo M, Jacob H. Odontologia digital contemporânea – scanners intraorais digitais. Orthodontic Science and Practice. 2017;10:355-62.

Ferreira LA, Grossmann E, Januzzi E, De Paula MV et al. Diagnosis of temporomandibular joint disorders: indication of imaging exams. Braz J Otorhinolaryngol. 2016 May-Jun;82(3):341-52.

Gray RJM, Davies SJ, Quayle AA. A clinical guide to temporomandibular disorders. London: BDJ Books; 1997. p. 9-25.

Marachlioglou CR, Dos Santos JF, Cunha VP, Marchini L. Expectations and final evaluation of complete dentures by patients, dentist and dental technician. J Oral Rehabil. 2010 Jul;37(7):518-24.

Rizzatti-Barbosa CM, Andrade ED. Uso de medicamentos no tratamento das disfunções temporomandibulares. In: Andrade ED (org.). Terapêutica medicamentosa em odontologia. 3. ed. São Paulo: Artes Médicas; 2013, p. 149-54.

Rizzatti-Barbosa CM. Pesquisa indica propensão feminina à disfunção. Jornal de Piracicaba. 18 ago 2009. p. 9.

Rizzatti-Barbosa CM, Da-Silva MCR. Phamacologic mangement. In: Manfredini D. (org.). Currents concepts on temporomandibular disorders. Berlin: Quintessence Publishing; 2010. p. 339-58.

Santos JFF, Marchini L, Campos MS, Damião CF, Cunha VPP, Rizzatti-Barbosa, CM. Symptoms of craniomandibular disorders in elderly Brazilian wearers of complete dentures. Gerodontology. 2004;21:51-2.

Semensato APN, Crosariol SK, Marchini L. Evaluation of the antimicrobial activity and dimensional alterations of alginate impression disinfectants. Eur J Prosthodont Rest Dent. 2009;17(3):121-5.

Capítulo 11

Al-Ani MZ, Davies SJ, Gray RJM, Sloan P, Glenny A-M. Stabilisation splint therapy for temporomandibular pain dysfunction syndrome. Cochrane Database of Systematic Reviews. 2004;(1):CD002778. doi: 10.1002/14651858.CD002778.pub2.

Barbosa TS, Miyakoda LS, Pocztaruk RL, Rocha CP, Gavião MB. Temporomandibular disorders and bruxism in childhood and adolescence: review of the literature. Int J Pediatr Otorhinolaryngol. 2008;72(3):299-314. Epub 2008 Jan 3.

Durham J, Steele JG, Wassell RW, Exley C. Living with uncertainty: temporomandibular disorders. J Dent Res. 2010;89(8):827-30.

Ferreira LMA, Amorim CF, Giannasi LC, Nacif SR, Oliveira CS, Silva AM, Nascimento DFF, Marchini L, Oliveira LVF. Electromyographic analysis of masseter in women presenting sleep bruxism after occlusal splint wearing: a pilot study. Fisiot Mov. 2007;20(3):123-30.

Gatchel RJ, Stowell AW, Wildenstein L, Riggs R, Ellis E 3rd. Efficacy of an early intervention for patients with acute temporomandibular disorder-related pain: a one-year outcome study. J Am Dent Assoc. 2006;137(3):339-47.

Gray RJM, Davies SJ, Quayle AA. A clinical guide to temporomandibular disorders. London: BDJ Books; 1997. p. 31-60.

Greene CS. The etiology of temporomandibular disorders: implications for treatment. J Orofac Pain. 2001;15(2):93-105; discussion 106-16.

Hersh EV, Balasubramaniam R, Pinto A. Pharmacologic management of temporomandibular disorders. Oral Maxillofac Surg Clin North Am. 2008;20(2):197-210.

Johansson A, Johansson AK, Omar R, Carlsson G. Rehabilitation of the worn dentition. J Oral Rehabil. 2008;35:548-66.

Koh H, Robinson P. Occlusal adjustment for treating and preventing temporomandibular joint disorders. Cochrane Database of Systematic Reviews. 2003;(1):CD003812. doi: 10.1002/14651858.CD003812.

List T, Axelsson S. Management of TMD: evidence from systematic reviews and meta-analyses. J Oral Rehabil. 2010;37(6):430-51. Epub 2010 Apr 20.

Macedo CR, Silva AB, Machado MAC, Saconato H, Prado GF. Occlusal splints for treating sleep bruxism (tooth grinding). Cochrane Database of Systematic Reviews. 2007;(4):CD005514. doi: 10.1002/14651858.CD005514.pub2.

Magdaleno F, Ginestal E. Side effects of stabilization occlusal splints: a report of three cases and literature review. Cranio. 2010;28(2):128-35.

Marchini L, Santos MBF, Santos JFF, Cunha VPP. Establishing a stable centric position using overlays. Gen Dent. 2010;58(4):e179-83.

McNeely ML, Armijo Olivo S, Magee DJ. A systematic review of the effectiveness of physical therapy interventions for temporomandibular disorders. Phys Ther. 2006;86(5):710-25.

Milosevic A. Occlusion 2: occlusal splints, analysis and adjustment. Dent Update. 2003;30:416-22.

Mujakperuo HR, Watson M, Morrison R, Macfarlane TV. Pharmacological interventions for pain in patients with temporomandibular disorders. Cochrane Database of Systematic Reviews. 2010;(10):CD004715. doi: 10.1002/14651858.CD004715.pub2.

Nascimento LL, Amorim CF, Giannasi LC, Oliveira CS, Nacif SR, Silva AM et al. Occlusal splint for sleep bruxism: an electromyographic associated to Helkimo index evaluation. Sleep Breth. 2008;12(3):275-80.

Okeson JP. Tratamento das desordens temporomandibulares e oclusão. Rio de Janeiro: Elsevier; 2008. p. 269-425.

Shinozaki EB, Santos MBF, Okazaki LK, Marchini L, Brugnera Jr A. Clinical assessment of the efficacy of low-level laser therapy on muscle pain in women with temporomandibular dysfunction, by surface electromyography. Braz J Oral Sci. 2010;9(4):434-8.

Turner JA, Mancl L, Aaron LA. Short- and long-term efficacy of brief cognitive-behavioral therapy for patients with chronic temporomandibular disorder pain: a randomized, controlled trial. Pain. 2006;121(3):181-94. Epub 2006 Feb 21.

Capítulo 12

Dalstra M, Meisen B. From alginate impressions to digital virtual models: Accuracy and reproducibility. J Orthod. 2009;36(1):36-41. Disponível em: https://doi.org/10.1179/14653120722905

Driscoll CF et al. The glossary of prosthodontic terms. 9th ed. J Prothet Dent. 2017;117(5):e1-e105. Disponível em: https://doi.org/10.1016/j.prosdent.2016.12.001

Lam WYH et al. A clinical technique for virtual articulator mounting with natural head position by using calibrated stereophotogrammetry. J Prosthet Dent. 2018;119(6):902-8. Disponível em: https://doi.org/10.1016/j.prosdent.2017.07.026.

Maestre-Ferrín L et al. Virtual articulator for the analysis of dental occlusion: An update. Medicina Oral, Patologia Oral y Cirugia Bucal. 2012;17(1):1-4. Disponível em: https://doi.org/10.4317/medoral.17147.

Mai HY et al. Reliability of digital measurement methods on the marginal fit of fixed prostheses: a systematic review and meta-analysis of in vitro studies. J Prothet Dent. 2020;124(3):350.e1-350.e11. Disponível em: https://doi.org/10.1016/j.prosdent.2020.04.011

Mangano F et al. Intraoral scanners in dentistry: A review of the current literature. BMC Oral Health. 2017;17(1):1-11. Disponível em: https://doi.org/10.1186/s12903-017-0442-x.

Okeson JP. Tratamento das desordens temporomandibulares e oclusão. 6. ed. [S. l.: s. n.]. E-book.

Oliveira L, Bohner L, Neto PT. CEREC chairside system to registerand designthe occlusion in restorative dentistry: a systematic literature review. 2016;28(4):208-20.

Revilla-Léon M et al. Intraoral digital scans – Part 1: Influence of ambient scanning light conditions on the accuracy (trueness and precision) of different intraoral scanners. J Prothet Dent. 2020;124(3):372-8. Disponível em: https://doi.org/10.1016/j.prosdent.2019.06.003

Seelbach P, Brueckel C, Wöstmann B. Accuracy of digital and conventional impression techniques and workflow. Clin Oral Investig. 2013;17(7):1759-64. Disponível em: https://doi.org/10.1007/s00784-012-0864-4

Ting-Shu S, Jian S. Intraoral digital impression technique: a review. J Prosthodont. 2015;24(4):313-21. Disponível em: https://doi.org/10.1111/jopr.12218.

Yuzbasioglu E et al. Comparison of digital and conventional impression techniques: Evaluation of patients' perception, treatment comfort, effectiveness and clinical outcomes. BMC Oral Health. 2014;14(1):1-7. Disponível em: https://doi.org/10.1186/1472-6831-14-10

Índice remissivo

A

Abertura e fechamento de pequena amplitude, 56
Abertura máxima (AM), 56, 61, 62
Alfred Gysi, 61, 82
Ângulo de Bennett, 76, 78, 84
Ângulo de Fischer, 78, 79
Apneia do sono, 102
Arco facial, 85
   componentes
      forquilha, 85
      olivas, 85
      relator násio, 85
      trave horizontal, 85
      trave vertical, 85
Arcon, 83
Arco zigomático, 27
Articulação(ões) temporomandibular(es) (ATM), 18, 21, 23, 49, 52, 81
   cápsula articular da, 29
   cavidades articulares da, 73
   componentes da
      cápsula articular, 24
      disco articular, 23
      ligamentos extracapsulares, 24
      membrana sinovial, 24
   quadros inflamatórios agudos, 113
   radiografia transcraniana de, 11
   ruídos ao abrir e fechar a boca, 108
Articulador(es), 81-88
   Bio-Art, 181
   classificação dos, 82
      não ajustáveis, 82
      semiajustáveis, 82
      totalmente ajustáveis, 82
   conceito, 81
   Denar Mark, 181
   histórico, 81
   modelos de estudo montados em, 138
   Panadent, 181
Articuladores semiajustáveis
   componentes do, 83
Articuladores semiajustáveis com arco facial, 86
Articulador semiajustável (ASA), 82, 83
Articulador virtual e análise oclusal, 179

B

Biofeedback
   dispositivos de, 105
Bruxismo, 89-106
Bruxismo do sono (BS), 40-89
   características clínicas, 90
   causas secundárias, 90
   consequências, 89
   diagnóstico, 90
   e sistema nervoso central, 90
   etiologia, 89
   exacerbação, 93, 102
   gerenciamento, 93
   orientações ao paciente, 102
   remissão, 93, 102
   toxina botulínica, 103
Bruxismo em vigília (BV), 89, 103
   características clínicas, 103
   diagnóstico, 103
   etiologia, 103
   fatores emocionais, 103
   gerenciamento do, 104

C

Caixa articular, 83
Cápsula articular, 24, 25

Cinemática mandibular, 49
Cirurgia
  lesão em mucosas, 6
  ulceração, 6
Côndilo, 23, 49
  de balanceio, 52
  fratura de, 6
  mandibular, 19, 20
  movimentação condilar, 6
Curva de Spee, 21
Curva de Wilson, 21

D

Degeneração articular, 115
Dentadura, 57
Dentes
  multirradiculares, 30
Dentes anteriores
  inferiores, 29
  superiores, 29
Dentística restauradora, 1
  fracasso da, 1
Deslocamento de disco, 111
  com redução, 112, 115
  sem redução, 112, 115
Determinantes fixos passíveis de serem ajustados em articuladores semiajustáveis
  ângulo de Bennett, 79
  distância intercondilar, 79
  guia condilar, 79
Determinantes variáveis da oclusão
  altura das cúspides, 79
  guia canina, 79
  guia incisiva, 79
  inclinação dos sulcos de escape, 79
Diastema, 2
Dimensão vertical de oclusão (DVO), 66-68, 70, 98, 99, 124
Dimensão vertical de repouso (DVR), 66, 69, 70
  descrição, 71
Dinâmica mandibular, 49
Disco
  articular
    composição, 24
    função normal durante a movimentação mandibular, 112

Disfunção(ões) temporomandibular(es) (DTM), 23, 42, 81, 108
  alterações articulares, 111
    artrites, 113
    degenerativas, 113
    perfuração de disco, 113
  alterações musculares, 108
  alterações musculares e articulares
    correlações, 113
  diagnóstico diferencial, 148
  etiologia das, 107-118
    introdução, 107
  gerenciamento imediato da inflamação muscular com sintomatologia aguda, 162
    estiramento muscular, 162
    massagem da musculatura, 162
    medicamentos, 162
    terapia
      desvantagens, 162
      uso clínico, 162
      vantagens, 162
    terapia com calor, 162
  hiperatividade muscular, 109
  inflamação muscular, 109
  meios terapêuticos de controle da inflamação muscular em quadros agudos, 160
  outras formas de gerenciamento, 163
  placa de relaxamento muscular, 161
  placas oclusais
    teorias propostas para explicar a ação das, 163
  protocolos de pesquisa clínica, 138
  sinais, 108
  sintomas, 107, 108
  tratamento, 159-176
    introdução, 159
  tratamentos para as alterações musculares, 159
Disfunção(ões) temporomandibular(es) (DTM) de origem articular
  tratamento, 175
Distância intercondilar, 84
Dor
  aguda, 40, 42
  crônica, 42
  percepção da, 43

receptores específicos da, 40
Dor referida, 42, 44, 45
  remissão da, 43

E

Efeito excitatório central
  hiperexcitação do interneurônio, 43
  mecanismo de convergência, 43
Efeito placebo, 46
Eletromiografia, 104
Endodontia, 11, 42
Envelope de Posselt, 62
Enzimas algogênicas, 46
Escaneamento em oclusão, 153
Escaneamento intraoral e moldagem digital, 148
  tecnologia CAD/CAM, 153
Escaneamento oclusal
  inferior, 154
  superior, 154
Espaço de Christensen, 55, 56, 59
Espaço funcional livre (EFL), 66, 69, 70
  descrição, 71
Esquemas oclusais
  oclusão mutuamente protegida, 57
Exame clínico extraoral, 123, 124, 127
  palpação articular, 126
  palpação muscular, 125, 126
Exame clínico intraoral, 128, 129, 130
  avaliação da lateralidade direita, 132
  avaliação da lateralidade esquerda, 131
  avaliação do engrenamento dos dentes em posição cêntrica, 131
Exames complementares
  radiografia periapical, 132
  radiografia transcraniana de ATM, 134, 135, 136
  radiografia transcraniana panorâmica, 133
  ressonância magnética de ATM, 137
  tomografia computadorizada de ATM, 137
Exocad, *software*, 187
Exocad Plovdiv 2.4, *software*, 181

F

Fissura petrotimpânica, 18, 20

Fluxo digital na análise oclusal e confecção de placas oclusais, 177-196
  escaneamento intraoral, 177
  introdução, 177
  scanner CS3600-Carestream, 178
Forquilha, 85
Fossa mandibular, 18-20, 23, 54
  morfologia da, 21
Fotomicrografia de implante de titânio osseointegrado, 35

G

George B. Snow, 82
Gráfico de Posselt, 61, 62
Guia
  canina, 52, 54, 76
  condilar, 76, 84
  incisiva, 54, 56, 76, 77

H

Hiperalgesia, 42
Hiperatividade muscular, 115

I

Implantes, 11, 32, 33
Índice de Helkimo, 138
Inflamação articular, 115

J

Jean B. Gariot, 82
John Hunter, 82

L

Lateralidade, 56
  direita (LD), 52, 54, 62
    máxima, 61
  esquerda (LE), 55, 62
    máxima, 61
    simulação do movimento de, 191
Lesões cervicais não cariosas
  etiologia, 1
  generalizadas, 5

Lesões periapicais, 11
Ligamento periodontal, 30
Ligamentos extracapsulares
  esfenomandibular, 24
  estilomandibular, 24
  temporomandibular, 24
Língua endentada, 90
Linha alba na jugal, 90

M

Mandíbula, 18, 73
  constituição da, 21
  movimento da, 6
Matthias Purmann, 81
Máxima intercuspidação (MIC), 65
Máxima intercuspidação habitual (MIH), 65, 182, 190
Meato acústico externo, 18-20
Mecanismos analgésicos endócrinos, 46
Mediadores inflamatórios teciduais, 42
Mento, 60
Mesa de Camper, 86
  cêntrico, 56
  condilar, 54
  de abertura máxima, 56
  de Bennett, 52
  de protrusão, 54
  de rotação, 49
  excêntrico, 56
Movimentos
  bordejantes, 60
  de lateralidade, 52
  em posição central, 49
  em posições não centrais, 49
  excêntricos
    abertura de grande amplitude, 52
    lateralidade direita, 52
    lateralidade esquerda, 52
    protrusão, 52
  intrabordejantes, 60
  mandibulares decomposição dos, 60
  sinopse dos, para o paciente totalmente dentado, 56
Musculatura mastigatória
  disfunção da, 43
Músculo

digástrico
  anterior, 28
  posterior, 28
  ventre anterior, 29
  ventre posterior, 29
masseter, 25
  feixe profundo, 26
  feixe superficial, 26
pterigóideo lateral, 26, 54
  feixe inferior, 25
  feixes do, 26, 28
  feixe superior, 25
pterigóideo medial, 26
Músculos pares, 32
  digástrico, 23
  estilo-hióideo, 23
  gênio-hióideo, 23
  milo-hióideo, 23
  supra-hióideo, 23
Músculos abaixadores da mandíbula
  supra-hióideos
    digástrico, 28
    estilo-hióideo, 28
    gênio-hióideo, 28
    milo-hióideo, 28
Músculos da mastigação, 25
  masseteres, 25
  pterigóideos laterais, 25, 49
  pterogóideos mediais, 25, 27
  temporais, 25
Músculos supra-hióideos, 49
  temporal, 25, 26, 27

N

Neuropeptídeos endógenos, 46

O

Oclusão
  aspectos clínicos, 17
  conceito, 1
  controvérsias
    falta de padronização, 12
    teorias conflitantes, 12
  determinantes da, 73-80
    introdução, 73

determinantes fixos, 74
  ângulo de Bennett, 75
  ângulo de Fischer, 75
  distância intercondilar, 75
  guia condilar, 75
determinantes fixos e variáveis
  correlação entre os, 76
determinantes variáveis, 74
  altura das cúspides, 75
  curva de Spee, 75
  curva de Wilson, 75
  guia anterior, 75
  plano oclusal, 75
  trespasse horizontal, 75
  trespasse vertical, 75
estável
  aspectos clínicos, 11
exame físico, 122
  extraoral, 122
  intraoral, 127
exames complementares por imagens, 130
  cintilografia óssea, 138
  planigrafias, 130
  ultrassonografia, 138
exames do paciente, 119-158
  anamnese, 121
    questionários padronizados, 121
  introdução, 119
  importância da
    para as disciplinas clínicas, 1
  introdução ao estudo da, 1-16
  objetivos do estudo da, 1
Oclusão aceitável, 71
Oclusão adequada, 71
Oclusão balanceada, 57-60
Oclusão central (OC), 62, 65, 67, 68, 71
Oclusão mutuamente protegida, 52, 53, 55, 57, 60
Oclusão mutuamente protegida e oclusão balanceada
  diferenças entre as
    fechamento em cêntrica, 60
    lateralidade, 60
    protrusão, 60
  ocorrências, 60
Odontologia
  arco facial, 15

articulador semiajustável individualizado, 15
  baseada em evidências, 12
  prática clínica, 15
  terapias consagradas, 15
Opioides naturais
  encefalinas, 46
  endorfinas, 46
Ortodontia
  movimentação ortodôntica, 6
  posicionamentos dentários inadequados, 6
Osso
  hioide, 18, 23
  maxilar, 21
Ossos
  do crânio, 73
  maxilares, 18
  temporais, 18, 23
Overbite, 76
Overjet, 76

P

Pequena abertura (PA), 61, 62
Pericementite, 43
Periodontia, 6
Periodonto de inserção
  cemento, 30
  ligamento periodontal, 30
  osso alveolar, 30
Periodonto de proteção
  epitélio juncional, 30
  tecido gengival, 30
Phillip Pfaff, 81
Pino-guia incisal, 82
Placa de relaxamento muscular em resina
  acrílica, 39
Placa(s) oclusal(is), 97, 102, 104
  estabilizadora, 194
  impressão 3D, 189
    FlashDLPrint, *software*, 192
    fotopolimerização por estereolitografia (SLA), 189
    impressora Flashforge Hunter, 192
    manufatura aditiva, 189
    processamento digital da luz (DLP), 189
    prototipagem rápida, 189
  planejamento virtual, 181

Plano
  de Camper, 85
  frontal, 60
  horizontal, 60
  sagital, 60
Polissonografia, 90, 92
Ponto
  gnátio, 66
  násio, 66
Posição de topo a topo (TT), 61, 62, 76
Processo
  álgico, 42
  coronoide, 20
  de aprendizado mastigatório, 32
  de crescimento do indivíduo, 73
  de reaprendizado mastigatório, 33
  doloroso, 42
  estiloide, 18, 19
  mastoide, 18, 19
  zigomático, 18-20
Propriocepção, 32
Prótese implantossuportada, 33
Prótese parcial removível inferior
  estrutura metálica em cobalto-cromo, 99
Prótese parcial removível superior
  estrutura metálica em cobalto-cromo, 98
Próteses, 32
  dentárias, 11
  polimerizadas, 101
Prótese(s) total(is) implantossuportada(s), 37, 93
  fraturas das, 33
Prótese(s) total(is) mucossuportada(s) (PTMS), 33, 34, 57-59
Protrusão, 56
  simulação do movimento de, 190
Protrusão máxima (PM), 60, 62

R

Radiografia de implantes osseointegrados, 35
Ramo do nervo facial, 26
RDC/TMD (Research Diagnostic Criteria for Temporomandibular Disorders), 138
Receptores proprioceptivos
  ligamento periodontal, 32
  mucosa bucal, 32

Região dos masseteres
  dor, 90
  hipertrofia, 90
Registro maxilomandibular pelo fluxo
  digital, 178
  JIG, 178, 179, 180, 187
Relação central (RC), 60, 62, 65, 66, 69
  descrição, 71
Relação maxilomandibular, 65-72
  introdução, 65
Resina composta fotopolimerizável, 101

S

Síndrome
  de Eagle, 21
  estilo-hióidea, 21
Sistema mastigatório, 73
  alterações do
    em pacientes com bruxismo do sono, 89
  alterações no funcionamento do, 107
  complexidade do, 17
  componentes do, 17
  componentes ósseos, 17
    mandíbula, 17
    osso hioide, 17
    ossos maxilares, 17
    ossos temporais, 17
  dentes, 29
  fisiologia do, 31-48
    introdução, 31
  funções do, 17
  inervação do, 29
  morfologia do, 17-30
    introdução, 17
  músculos
    abaixadores da mandíbula, 25
    da mastigação, 25
  relações entre maxila e mandíbula, 81
  via motora do, 29
  vias sensitivas do, 29
Sistema
  nervoso (SN), 31
  nervoso central (SNC), 29, 31
  proprioceptivo
    fratura de dentes, 36

somestésico, 31
    dor, 32
    propriocepção, 32
Superfícies
    articulares
        alterações degenerativas, 24
    incisais
        desgaste das, 36
    oclusais
        desgaste das, 36

T

Tecido fibrocartilaginoso, 24
Terapia protética
    finalidade, 11

The natural history of the human teeth, 82
Tomografia computadorizada
    dos côndilos, 24
    em corte sagital, 114
Toxina botulínica, 105
Traumas
    dentes em má oclusão, 6
Trespasse
    horizontal, 76
    vertical, 76
Tubérculo articular, 18-20, 49, 54

V

Vida intrauterina, 74